LES

PLANTES ALEXITÈRES

DE L'AMÉRIQUE

PAR

HENRI BOCQUILLON-LIMOUSIN

PHARMACIEN DE 1re CLASSE

ANCIEN INTERNE DES HOPITAUX

LAURÉAT DE L'ÉCOLE DE PHARMACIE DE PARIS

1re MÉDAILLE D'OR, 1881, PRIX GOBLEY, 1889

EXPERT CHIMISTE HONORAIRE DE LA VILLE DE PARIS.

PARIS

A. HENNUYER, IMPRIMEUR-ÉDITEUR

47, RUE LAFFITTE, 47

1891

LES

PLANTES ALEXITÈRES

DE L'AMÉRIQUE

PARIS. — TYPOGRAPHIE A. HENNUYER, RUE DARCET, 7.

LES

PLANTES ALEXITÈRES

DE L'AMÉRIQUE

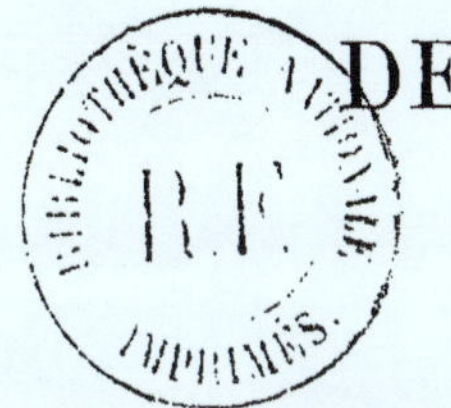

PAR

HENRI BOCQUILLON-LIMOUSIN

PHARMACIEN DE 1re CLASSE

ANCIEN INTERNE DES HOPITAUX

LAURÉAT DE L'ÉCOLE DE PHARMACIE DE PARIS

1re MÉDAILLE D'OR, 1881, PRIX GOBLEY, 1889

EXPERT CHIMISTE HONORAIRE DE LA VILLE DE PARIS.

PARIS

A. HENNUYER, IMPRIMEUR-ÉDITEUR

47, RUE LAFFITTE, 47

1891

AVANT-PROPOS

Les plantes alexitères (1) sont employées comme remède contre la morsure des serpents venimeux. Ces sortes de blessures, en apparence si légères, étaient en bien des cas suivies d'une prompte mort, et on ne s'étonnera pas d'apprendre que la découverte des remèdes que l'on emploie pour les guérir ait été partout, dans l'opinion populaire, entourée d'un certain merveilleux ; mais ce qui vaut la peine d'être remarqué, c'est que ce merveilleux soit presque partout le même. Il s'agit toujours d'un animal qui, faisant la chasse aux reptiles, recourt, pour se préserver de leur morsure ou pour neutraliser leur venin, à quelque plante du pays. On peut être sûr qu'il n'attaquera le serpent que quand il se sentira à proximité de la plante salutaire. La plante et l'animal qui l'a fait connaître varient suivant les localités. Ainsi, dans la vallée de la Magdalena et sur les montagnes qui s'élèvent de ses deux rives, c'est un héron, appelé *Guaco*, par suite de son cri, et qui se guérit avec les feuilles d'une composée, le *Mikania Guaco*. Dans la Nouvelle-Grenade, encore dans les grandes plaines qui s'étendent à l'est de la Cordillère des Andes, c'est un petit mammifère qui obtient le même résultat, en rongeant les racines tubéreuses d'une aristoloche, que les naturels appellent de son nom *Matos*. Dans le Paraguay, c'est un faucon, appelé *Macaguaa*, qui a donné son nom à une aristolochiée dont il fait usage. Aux États-Unis, c'est le serpentaire, grand héron, qui fait usage de la plante serpentaire. Enfin, dans l'État de l'Équateur, c'est le condor, qui se sert, comme contrepoison du venin des serpents, des feuilles d'une espèce de gonolobus, désignée pour cette raison sous le nom de *Condor-Angu*, c'est-à-dire liane du condor. L'instinct avait donc bien guidé ces animaux, en leur faisant rechercher

(1) Le mot latin *alexitarius*, formé du grec ἀλέξειν, chasser, θήρ, animal sauvage ou venimeux, est consacré à toute substance servant de remède à la morsure des serpents, des chiens enragés, de la piqûre des insectes, scorpions, scolopendre ; tandis que l'expression *alexipharmaque*, ἀλεξειν, chasser, φαρμακός, poison, est destinée aux substances antidotes à un poison pris par voie buccale.

les contrepoisons dans des plantes douées certainement de propriétés énergiques.

Dans l'intérieur de l'Afrique, dans les Indes anglaises, le Java et en Australie, on voit encore des oiseaux divers et des mammifères contracter les mêmes habitudes que la nature leur avait données instinctivement.

Ces faits ne pouvant pas rester inconnus à l'homme primitif ou sauvage, qui recherche dans les plantes des méthodes curatives à ses maux, par la voix de la renommée, les Européens et les médecins ont été amenés à contrôler ces faits, qui étaient exacts, en faisant disparaître le surnaturel et les cérémonies religieuses qui accompagnaient l'administration du médicament.

A ces faits précédents, nous ajouterons ceux-ci : c'est que, de même que le héron guaco n'aura jamais recours qu'à la plante Mikania Guaco, le condor n'emploiera que le Condurango. Ensuite, que la plante efficace dans un pays déterminé contre la morsure terrible d'un serpent sera sans action contre le venin d'un serpent placé dans une autre région.

Ce qui explique que le guaco et le cédron, très estimés dans certains pays, sont impuissants contre la morsure du trigonocéphale à la Martinique (Dr Rufs de Lavison), tandis que le *Nandhiroba* et l'*Entada gigalobium* qui réussissent très bien contre celui-ci, échouent au Brésil contre la morsure de l'urutu, du cascavel et du yararaca (Sampaio).

Pour faire mon travail, j'ai dû nécessairement me mettre en rapport avec des Américains et des colons français, pour avoir des échantillons et des renseignements que je ne pouvais avoir par moi-même.

L'Amérique latine a répondu plus que je ne l'espérais à mon appel, et j'ai été comblé par elle d'échantillons gracieux et de renseignements; je ne pourrais pas en dire autant de l'Amérique anglo-saxonne. Dans l'Équateur, M. Payèze, pharmacien à Guayaquil, a fait cueillir, à Loxa, un échantillon complet de Condurango, et pendant ce temps, M. Reyre, consul de ce pays à Paris, me donnait d'autres échantillons provenant de l'Exposition.

M. Rabery, pharmacien à l'Assomption, m'envoyait une caisse d'un mètre cube de plantes, ce qui m'a permis de faire un travail chimique. M. Francisco Rio de la Loza, pharmacien à Mexico, et délégué du Mexique à l'Exposition universelle, m'a donné de nombreux et beaux échantillons provenant de la superbe Exposition mexicaine, à Paris; et de retour à Mexico, il m'envoie sans cesse grand nombre de plantes.

M. le docteur Lacaze, médecin de Paris, en mission dans les Antilles françaises, m'a aussi envoyé des plantes de ces pays.

M. Poisson, aide-naturaliste au Muséum de Paris, a bien voulu me donner des échantillons provenant du musée des colonies, et m'a permis de confronter tous mes échantillons avec ceux de l'herbier du Muséum.

M. Azevedo Sampaio, pharmacien à Sao Paulo (Brésil), m'a envoyé aussi des types des alexitères, qui sont si nombreux au Brésil.

J'ai reçu aussi des renseignements verbaux de deux regrettés savants américains, MM. Triana et Domingo Parodi, que la mort vient d'enlever à la science et à l'affection des leurs.

Qu'il me soit permis de présenter à tous ces généreux bienfaiteurs de la science, mes chaleureux remerciements, et aux défunts, mes pieux et tristes hommages.

J'adresse enfin mes respectueux hommages à MM. les professeurs Perrens et Guillaud, de la Faculté de Bordeaux, pour les excellents conseils qu'ils m'ont donnés et pour le bienveillant accueil dont ils m'ont entouré.

LES
PLANTES ALEXITÈRES
DE L'AMÉRIQUE

Mikania guaco Humb. et Bonpl.

SYNONYMIE. — *Guaco des Colombiens, Plante de l'étoile, Taperè-ba-my, Mbuy-guagu, Mikanier guaca.*

Plante de la famille des Synanthérées-Eupatoriées; classée dans le genre *Eupatorium*, puis *Spilanthes*, par Kunth, elle a été définitivement classée dans le genre *Mikania* par Willdenow.

HABITAT. — Originaire des bords de la Magdalena (Rio-Cauca, Choco, Barbacoas), on la trouve en Colombie, dans le Venezuela, la Guyane, le San-Salvador, la république Argentine (Missions, Corrientes) et le Pérou.

Ce végétal croît surtout dans les bois et grimpe le long du tronc des arbres.

DESCRIPTION BOTANIQUE. — Arbuste grimpant dont la tige, d'une hauteur de 10 à 15 mètres, est cylindrique à la base, anguleuse au sommet, volubile, se divise en nombreux rameaux striés et velus, portant des feuilles opposées, pétiolées, ovales, légèrement ondulées sur les bords, d'un vert blanchâtre. Les fleurs sont blanches et groupées en capitules et l'ensemble forme des corymbes axillaires, opposés et feuillés. Elles sont monoclines et insérées sur un réceptacle nu, entouré d'un involucre à folioles peu nombreuses et presque égales. Chacune de ces fleurs présente un calice en aigrette, une corolle tubuleuse, cinq étamines à anthères soudées et saillantes, un ovaire infère, uniovulé, surmonté d'un style simple terminé par un stigmate proéminent à deux branches divariquées. Le fruit est un akène pentagonal, surmonté d'une aigrette plumeuse. Les feuilles ont de 16 à 24 centimètres de long.

PARTIES EMPLOYÉES. — Tiges, feuilles, fleurs et racines.

ÉTUDE ANATOMIQUE du *Mikania guaco :*

Tige. — La tige jeune (fig. 1) présente, en coupe transversale, un épiderme (*ep*) soutenu en certains points par des cellules épaissies formant un hypoderme fibreux (*h*). Au-dessous s'étend le parenchyme cortical, qui comprend peu d'assises de cellules brunâtres; on y rencontre des cellules

(cellules résineuses) plus larges contenant des gouttes réfringentes huileuses (*c. r.*). L'endoderme (*end*) est peu visible, le péricycle (*p. c.*) est représenté par des amas de cellules fibreuses, recouvrant les faisceaux libéro-ligneux, auxquels ils forment une gaine épaisse. Le liber comprend

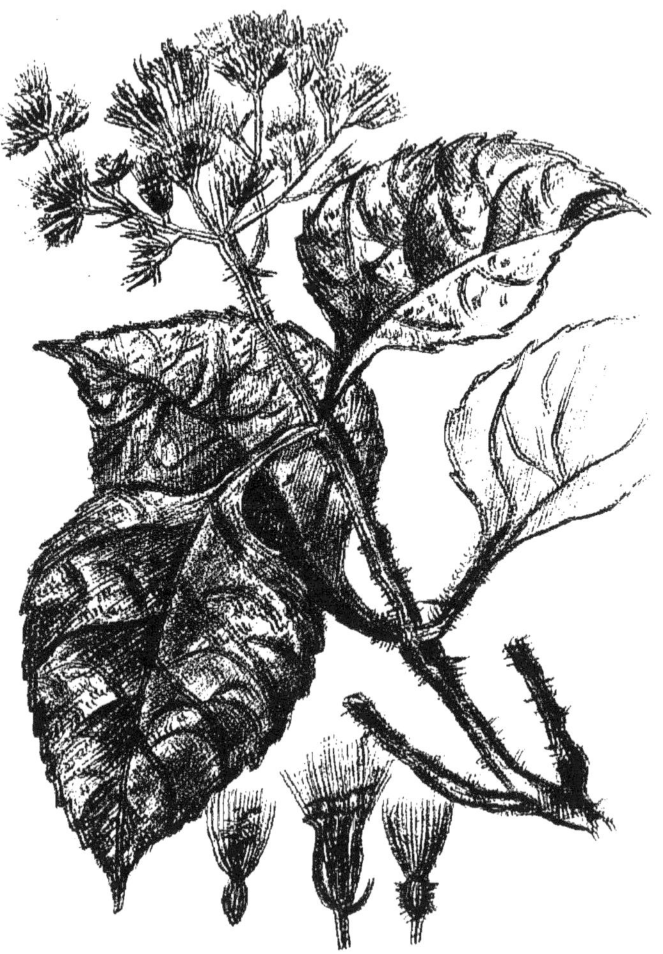

Mikania guaco.

du liber primaire (l^1), du liber secondaire (l^2) dont les dernières assises viennent s'appuyer sur le cambium (c). Le bois secondaire (b^2) est représenté par des fibres ligneuses petites entourant de larges vaisseaux. Le bois primaire (b^1) est formé de trachées et de parenchyme ligneux primaire. La

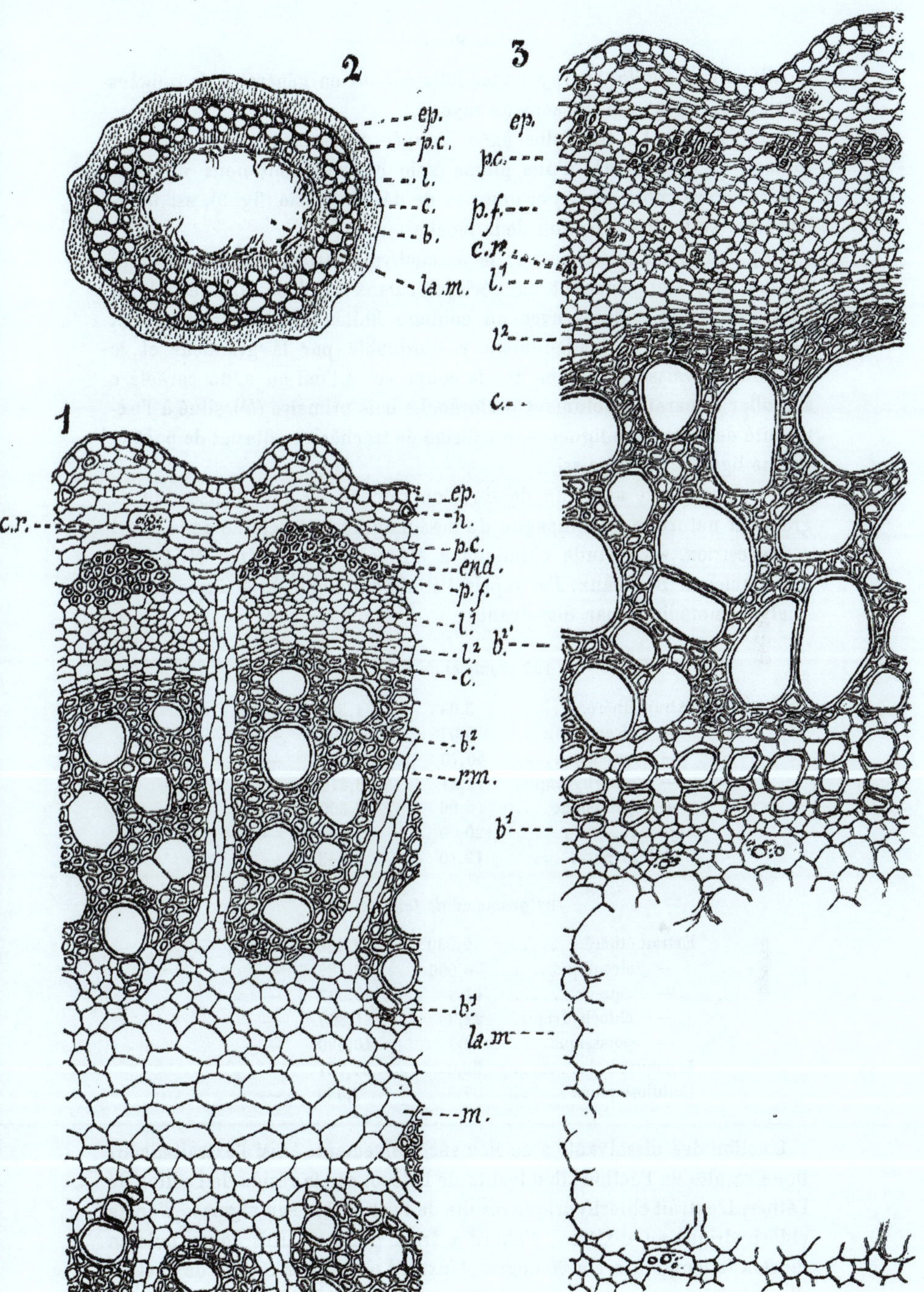

Guaco Amazone.

moelle (m) est molle, les rayons médullaires ont en général trois rangées de cellules étirées dans le sens du rayon.

Tige âgée. — La tige plus âgée, coupée transversalement dans un rameau de la grosseur d'une plume d'oie environ, dont nous donnons une vue d'ensemble (fig. 2) et une vue de détail grossie (fig. 3), est fistuleuse par suite de résorption de la moelle.

On y retrouve l'épiderme (*ep*), le parenchyme cortical (*p. c.*), des amas fibreux (*p. f.*) appartenant au péricycle. Dans le liber sous-jacent, on trouve de larges cellules avec un contenu huileux (cellules résineuses). Le bois (b^2) est particulièrement remarquable par la grandeur et le nombre des vaisseaux si bien que la coupe vue à l'œil nu a un caractère singulier et paraît absolument perforée. Le bois primaire (b^1), situé à l'extrémité de cette zone ligneuse, est formé de trachées en files et de parenchyme ligneux peu épaissi.

Nous avons fait aussi un dessin d'un rameau en vue d'ensemble de grandeur naturelle, accompagné du dessin agrandi et détaillé de la fleur.

Composition. — L'étude chimique a été faite d'abord par M. Fauré, pharmacien à Bordeaux. J'ai repris l'étude chimique du *Mikania guaco*. Analyse immédiate, par dissolvants :

192 *grammes de tiges.*

Extrait éthéré........	3,035	1,580	pour 100.
— alcoolique.....	8,075	4,205.	—
— aqueux.......	40,70	21,300	—
— chlorhydrique.	12,34	6,410	
— potassique....	6,96	3,500	—
Ligneux....	120,00	62,500	—
Cellulose pure.......	19,10	9,945	—

102 *grammes de feuilles.*

Extrait éthéré........	2,030	1,980	pour 100.
— alcoolique.....	6 000	5,882	—
— aqueux	44,5	43,627	—
— chlorhydrique.	22,3	21,860	—
— potassique....	10,7	10,490	—
Ligneux............	56,0	54,901	—
Cellulose pure.......	7,5	7,350	—

L'action des dissolvants a eu lieu successivement. Ainsi l'extrait alcoolique résulte de l'action dissolvante de l'alcool sur le résidu de l'action de l'éther. L'extrait chlorhydrique résulte de l'action de l'eau aiguisée d'acide chlorhydrique au dixième, d'abord à froid pendant trois jours, puis en élevant la température à 60 degrés. L'extrait potassique résulte de l'action d'une solution de potasse au centième, d'abord à froid, puis à 60 degrés.

Enfin, la cellulose a été séparée du ligneux par l'action du réactif de Sweitzer.

Composition : cire, 0,186 pour 100 dans les tiges et 0,128 dans les feuilles; résine, 5,5 pour 100 dans les tiges et 4 pour 100 dans les feuilles; tannin, dosé à l'aide d'une solution titrée d'émétique et de laque au vert de méthyle, 80 centigrammes pour 100; glucoside existant dans les tiges et les feuilles; cendres : 1g,08 de plante a donné 84 milligrammes de cendres, soit 7,777 pour 100.

Les cendres se composent de carbonates, phosphates, chlorures, sulfates de soude et de potasse.

Préparation du glycoside que j'appellerai mikanine. — On fait plusieurs décoctions prolongées de la plante, on réunit les liqueurs, on verse de l'acétate de plomb en solution, on filtre ; on verse alors de l'acétate neutre de plomb jusqu'à cessation de précipité. Le précipité plombique recueilli sur un filtre est placé dans de l'alcool bouillant, et on fait passer un courant d'hydrogène sulfuré jusqu'à refus; on filtre à chaud, on évapore l'alcool qui abandonne la mikanine.

Ce corps est cristallisable en paillettes jaunes.

Rendement : 30 grammes de mikanine par kilogramme de plante.

Solubilité. — Très soluble dans l'alcool, l'eau, l'acétine ; partiellement soluble dans le chloroforme, insoluble dans l'éther et la benzine.

Pouvoir rotatoire. — La solution à 10 pour 100 examinée au polarimètre dans le tube de 20 centimètres :

$$\alpha j = 0^\circ\, 0'\, 0''.$$

Réactions. Avec le sous-acétate de plomb. — Nitrate mercureux, précipité blanc.

Phosphomolybdate d'ammoniaque et acide chlorhydrique, précipité jaune.

Azotate de baryte et azotate d'argent, précipité blanc.

Tannin, précipité blanc gélatineux.

Ferrocyanure de potassium, précipité blanc.

Bichromate de potasse, précipité louche.

Soude, précipité blanc.

Liqueur de Fehling est réduite après le dédoublement par les acides minéraux.

Acide picrique, sulfate de cuivre, azotate d'urane, réactif de Winchler, chlorure d'or, sulfocyanure de potassium, nitroprussiate de soude, aucune réaction.

Réactions spéciales. — Outre les réactions des glucosides, la mikanine précipite par les alcalis comme la vincetoxine. Sa solution avec le perchlorure de fer devient rouge-sang. La mikanine en cristaux donne avec l'acide azotique une coloration jaune orangé, et avec l'acide sulfurique une coloration rouge sang.

Dédoublement. — La solution de mikanine, qui mousse un peu par l'agitation, est bouillie avec un dixième d'acide sulfurique. Tout d'abord, il se dégage une odeur forte, semblable à celle de l'acide valérianique ; la solution se trouble et se sépare en une matière gommeuse qui se précipite.

La liqueur filtrée neutralisée par de la potasse et bouillie avec la liqueur de Fehling la réduit. La matière gommeuse séparée constitue la mikanigine, insoluble dans l'eau, soluble dans l'alcool, l'éther et le chloroforme.

Elle se dédouble encore en un corps amorphe et en acide butyrique.

Action physiologique. — L'extrait aqueux de guaco pris par voie stomacale ou injecté sous la peau produit très rapidement une augmentation de la tension artérielle; les battements du cœur que l'on observait au nombre de 65 avant son absorption sont montés à 130 battements; les mouvements respiratoires de 20 sont montés à 42 par minute.

A la dose de 1g,50, l'extrait provoque des vomissements bilieux.

La salivation est augmentée ainsi que la sécrétion urinaire. On ne trouve aucune action sur les nerfs moteurs, tandis qu'au contraire les nerfs sensitifs sont impressionnés et la sensibilité est émoussée.

Propriétés thérapeutiques. — Les Indiens emploient beaucoup cette plante contre les morsures de serpents et elle possède une propriété réelle qui l'a fait passer pour spécifique. Quatre ou cinq gouttes de jus de la racine sont une dose suffisante pour un adulte.

Considérée comme alexitère de premier ordre par les Indiens de Santa-Fé et de Choco. Parmi les Européens, Zea et Willdenow en ont reconnu l'efficacité, et, en même temps, le docteur Domingo Parodi, dans la république Argentine, la considère comme la plante la plus active contre le venin des serpents.

Vantée par Mutis, Humboldt et Bonpland, qui disent qu'il paraît prouvé que c'est le remède le plus propre à combattre les morsures des serpents venimeux. C'est le suc de guaco ou la décoction de la plante prise à l'intérieur qui annule les effets funestes de la morsure des serpents. Il serait, en outre, très utile d'appliquer sur la partie blessée un cataplasme fait avec les feuilles et le renouveler souvent.

Le suc enivre les serpents et les rend inoffensifs et neutralise l'effet de tous les venins quand on l'applique sur les morsures ou les piqûres récentes. La décoction des racines, tiges ou feuilles, peut remplacer le suc.

Le docteur Simonds lui attribue de bons effets dans le choléra ; en effet, sur 400 cholériques traités par le guaco, il n'en a perdu que 35.

On l'a utilisé contre les fièvres intermittentes.

Il est antidiarrhéique, et Humboldt et Triana le préconisent comme tonique, excitant, vulnéraire et antisyphilitique.

Employé quelquefois dans les affections de la vessie.

Mode d'emploi et doses. — Suc frais, de cinq gouttes à 5 grammes.

Décoction, de 8 à 10 grammes de plante dans 250 grammes d'eau en une dose.

Infusion, 30 grammes pour 1 litre d'eau bouillante.

Teinture au cinquième, de 2 à 3 grammes en une dose.

Mixture éthérée, 30 grammes de suc frais et 120 grammes d'éther.

Mikania amara Willd ou *Mikania officinalis* Mart.

Le *Mikania amara* des Antilles est la même espèce que le *Mikania officinalis* de la république Argentine.

Synonymie. — *Corazon de Jesu, Cuambri, Coraçao de Jesu.*

Habitat. — Antilles, république Argentine (Tucuman, Corrientes), Paraguay, Brésil, Guyane et Pérou.

Description botanique. — Tige droite, glabre, simple; feuilles décussées, triangulaires, ovales et cordées à la base par un grand renflement, dentelées sur les côtes quand elles sont adultes et entières quand elles sont jeunes; la nervure médiane est courbe; fleurs en panicules terminales.

Propriétés médicinales. — Employé contre la morsure des serpents venimeux; amer et aromatique, utilisé dans les fièvres intermittentes et périodiques, dans la débilité de l'estomac et la dyspepsie; préconisé contre le tétanos et le scorbut.

Tonique et fébrifuge usité comme succédané du quinquina et de la cascarille.

Mikania Pœppigii Spreng.

Synonymie. — *Mikania denticulata.*

Habitat. — Martinique, Guadeloupe, Cuba.

Description. — Tige volubile, anguleuse, glabre; feuilles pétiolées, cordées, en forme de lance, aiguës, crénelées et glabres, composées de deux lobes s'écartant un peu en forme d'oreilles; pédoncules axillaires opposés, deux fois plus longs que les feuilles et portant à l'extrémité des corymbes; capitules à courts pédoncules se réunissant en groupe; bractée très petite; écailles enveloppantes ovales, oblongues, armées d'une petite pointe; fruits en akènes glanduleux. Les capitules ont à peine 4 millimètres de long.

Propriétés médicinales. — Plante usitée à la Martinique pour combattre le venin du trigonocéphale, serpent si dangereux et si redouté dans cette région.

Mikania opifera Mart.

Synonymie. — *Macaguaa*, *Vara nudosa*, *Erba de cobra* (herbe de serpent).

Historique. — Son nom provient du nom d'un faucon du Paraguay, le *macagua*, décrit par Azara comme étant de la tribu des Asturidées et de la section des Herpetothères. Cet oiseau, qui fait sa nourriture de serpents venimeux, se sert de cette plante quand il est piqué par l'un d'eux.

Habitat. — Le Paraguay, le Brésil et le Pérou.

Description. — Tige volubile, glabre, anguleuse; feuilles pétiolées, cordiformes, aiguës au sommet, dentelées ou entières; fleurs en panicules composées de corymbes; capitules pédiculés, écailles enveloppantes oblongues et aiguës; petite bractée lancéolée à la base des fleurs.

Propriétés médicinales. — Cette plante est employée pour neutraliser le venin des serpents.

Mikania cordifolia Willd.

Habitat. — République Argentine, province de Tucuman, Pérou.

Description. — Arbrisseau élevé, velu; feuilles pétiolées, ovales, cordiformes, aiguës, hérissées, dentelées; fleurs en panicules terminales, entourées d'écailles lancéolées.

Propriétés alexitères.

Mikania Houstonis Willd.

Habitat. — Mexique, province de la Vera-Cruz.

Description. — Arbrisseau grimpant et glabre; feuilles pétiolées, ovales, aiguës, entières; fleurs en panicules terminales composées de grappes opposées, allongées, les capitules sont pédiculés, entourés de quatre écailles égales.

Propriétés alexitères.

Mikania diversifolia Lind.

Habitat. — Brésil, province de Rio de Janeiro, république Argentine, province d'Entre-Rios.

Description. — Plante volubile, glabre, tige arrondie, très légèrement striée; feuilles membraneuses pétiolées, triangulaires en forme de javelot avec deux lobes latéraux séparés; les feuilles sont aiguës et entières au sommet; elles ont 75 millimètres de long et de large; les lobes des feuilles ont 4 centimètres de long et 2 centimètres de large; pétiole de 15 à 18 millimètres de longueur.

Fleurs en panicules composées de capitules en grappes opposées, capitules rassemblés à l'extrémité des rameaux avec un court pédicule, enveloppés d'une petite bractée linéaire et subulée; écailles enveloppantes oblongues, obtuses, glabres, mais velues au sommet.

Propriétés alexitères.

Mikania charrua Br., *Mikania tenuiflora* D. C.

Synonymie. — *Charrua-caa* et *Macaguá-caa*, *Charrua blanca* et *negra;* c'est le *Trixago* de Dioscoride.

Habitat. — République Argentine (Corrientes, Tucuman), Patagonie.

Description. — Arbrisseau grimpant, à tige arrondie et glabre ; feuilles pétiolées, ovales ou cordiformes, aiguës, entières, rudes à la partie supérieure du limbe, velues à la partie inférieure et laineuses près des nervures. Fleurs en panicules axillaires et terminales, en rameaux opposés et écartés, composées de trois fleurons réunis au sommet des rameaux; bractées des fleurs courtes et aiguës, écailles obtuses, oblongues; fruits en akènes glabres.

Propriétés thérapeutiques. — D'après le Père Sigismund, on contuse les feuilles vertes, on en exprime le suc sur la morsure du serpent, on mâche d'autres feuilles et on les applique sur la blessure. Si la morsure remonte à plusieurs heures, on fait bouillir 5 grammes de poudre dans du vin et on en fait des applications sur la blessure. En boisson il sert d'antidote à toute espèce de venin.

Il est aussi efficace contre les fièvres putrides et intermittentes.

Mikania scandens Willd.

Synonymie. — *Mikanier à fleurs de morelle*, *Liane guaco.*

Habitat. — République Argentine (provinces de Entre-Rios, Catamara et Tucuman), Mexique, Texas, Caroline.

Description. — Tige grimpante, haute de 2 à 4 mètres, très glabre; feuilles pétiolées, cordiformes, aiguës à la base, crénelées, glabres, molles et d'un beau vert; fleurs petites, pourpres, disposées en corymbe axillaire et terminal, calice enveloppé de quatre écailles aiguës et ciliées, et d'une cinquième plus courte; fruits en akènes glabres.

Propriétés thérapeutiques. — Considéré comme très efficace et employé contre la morsure des serpents.

Mikania stipulacea Bent.

Synonymie. — *Mikanier du Brésil.*

Habitat. — Brésil.

Description. — On le reconnaît à ses feuilles hastées, velues, munies de deux stipules cunéiformes et à ses akènes couronnées d'une aigrette pourpre.

Propriétés alexitères.

Mikania orenocensis H. B. et Kunth.

Habitat. — Missions et bassin de l'Orénoque.

Descriptions. — Arbrisseau volubile glabre, rameaux striés; feuilles pétiolées, ovales, arrondies, cordées, aiguës au sommet, dentelées, réticulées, nervures au nombre de cinq; inflorescence en panicules composées de capitules pédiculés, solitaires, enveloppées d'une petite bractée, de moitié plus courte que la fleur; écailles enveloppantes aiguës lancéolées; le fruit est un akène glabre.

Le pétiole a une longueur de 15 millimètres. Le limbe de la feuille a 15 millimètres de long et 13 millimètres de large.

Propriétés alexitères.

Mikania linearifolia (Brésil, Saint-Paul).
— viminea (Rio-Grande).
— pinnatiloba (Rio-Grande).
— ambigua (Rio-Grande).
— oblongifolia (Saint-Paul).
— sessilifolia (Minas-Geraes).
— leiolena (Minas-Geraes).
— nummularia (Tepico-Minas).
— neurocaula (Minas-Geraes).
— ternifolia (Rio Grande).
— penstemonoïdes (Rio-Grande).
— thapsioïdes (Rio-Grande).
— lasiandræ (Saint-Paul).
— vismiæfolia (Minas-Geraes).
— tenerifolia (Minas-Geraes).
— rennosa (Rio-de-Janeiro).
— viscosa (Bahia).
— polystachya (Bahia).
— Selloi (Rio de Janeiro).
— stipulacea (Rio).
— manettra (Rio).
— pteropoda (Rio).
— ligustrifolia (Saint-Paul).
— myriocephala (Bahia)
— andrachne (Bahia).
— buddleiæfolia (Saint-Paul).
— clavellata (Minas-Geraes).
— erioclada (Rio-de Janeiro).
— smilacina (Rio).
— obtusata (Saint Paul).

Mikania obovata (Bahia).
— salymanniæfolia (Bahia).
— psychotrioïdes (Bahia).
— erythralina (Bahia).
— banisterræ (Bahia).
— argyreiæ (Saint-Paul).
— lœvis (Bahia).
— paniculata (Rio de Janeiro).
— bracteosa (Santa-Catarina).
— testudinaria (Minas-Geraes).
— microptera (Bahia).
— carnosula (Rio-de-Janeiro).
— microdonta (Minas-Geraes).
— microcephala (Minas-Geraes).
— hirsutissima (Minas-Geraes).
— trichophila (Bahia).
— lanuginosa (Saint-Paul).
— brachypoda (Saint-Paul).
— biformis (Bahia).
— scansoria (Minas-Geraes).
— hederæfolia (Bahia).
— vitifolia (Saint-Paul).
— apiifolia (Saint-Paul).
— dentata (Saint-Paul).
— nodosa (Cuba).
— deltoïdes (Cuba).
— batatæfolia (Cuba).
— tamoïdes (Cuba).
— mollis (Pérou).
— laxa (Pérou).

Mikania tafallana (Pérou).
— platyphylla (Pérou).
— attenuata (Pérou).
— speciosa (Pérou).
— henkeana (Pérou).
— psilostachya (Pérou).
— suaveolens (Nouvelle-Grenade).
— angularis (Nouvelle-Grenade).
— scabra (Guyane française).
Mikania hastata (Jamaïque).
— trinitaria (Trinité).
— Badieri (Guadeloupe).
— lindleyana (Guyane anglaise).
— hookeriana (Guyane anglaise).
— convolvulacea (Saint-Domingo Porto-Rico.
— menisperma (Mexique).

Aristolochia cymbifera Mart.

Synonymie. — *Guaco des Brésiliens, Yerba del cientopies, Papo del Peru, Milhomens, Ambuyaembo, Icipo, Milhombre, Moco de gueguecho, Aristolochia grandiflora* (Gomez), *Tue-cochon, Poison-manger de cochon, Grande aristoloche, Aristolochia gigas* Lind., *A. rigens* M., *A. labiosa* Ker., *A. scandens* 2, Br., *A. gigantea* Hook., *Hovardia grandiflora* Kl.

Habitat. — Brésil, Corrientes, Paraguay, Missions, San-Salvador, Antilles, Guatemala, Porto-Rico, Pérou, Colombie.

Description botanique. — Tige glabre, volubile, striée, polie; feuilles réniformes, très obtuses, divisées profondément à la base par deux grands lobes séparés, arrondis comme des oreilles, avec sept ou neuf nervures à la base, dont les deux nervures intérieures sont parallèles à la nervure centrale, avec un long pétiole, d'un vert glauque; fausses stipules axillaires, réniformes, solitaires ou doubles, sessiles. Les fleurs ont un long pédoncule; calice glabre formant une grande utricule ovoïde souvent oblongue et inéquilatérale ; le tube est enflé à la partie supérieure et à la base, et il est terminé par une petite lèvre elliptique. Fleurs jaunes à l'intérieur, veinées de pourpre et blanches à l'extérieur. Anthères au nombre de six, allongées et linéaires. Utricule du calice de 5 à 6 centimètres de long, et le tube de 2 à 3 centimètres de long, lèvre terminale de 3 à 5 centimètres de long. Feuilles de 9 à 15 centimètres de long. Pétiole de 5 à 10 centimètres de long.

Composition. — Le suc contient (Thomas Rodriguès Sobral) : principe oléo-résineux, acide gallique, acide tannique, matière extractive, gomme, amidon, huile volatile, aromatique, d'odeur spéciale, soluble dans l'alcool, principe amer analogue à la gentianine, mucilage en petite quantité, chaux, potasse, fer.

Parties employées. — La racine et ses jets, suc de feuilles.

Description de la drogue. — La racine tubéreuse donne naissance à des jets longs de 30 à 60 centimètres. Desséchés, ces jets sont de la grosseur d'une plume à écrire, d'un brun noirâtre à l'extérieur, presque semblables à ceux de l'aristoloche clématite, mais d'une odeur beaucoup plus forte, analogue à celle d'un mélange de serpentaire et de rue. Leur saveur est amère, aromatique et camphrée; l'intérieur de la racine est blanchâtre et la coupe de la racine offre un cercle de vaisseaux tubulés par lesquels on peut aspirer facilement de l'eau.

Action physiologique. — Son action sur l'appareil circulatoire consiste à augmenter de fréquence les mouvements cardiaques, pour diminuer ensuite, et, si la dose est massive, on voit les mouvements s'affaiblir, le ventricule ne se remplit plus de sang, tandis que les oreillettes battent bien, et le cœur finit par s'arrêter en diastole. La pression artérielle de 17 centimètres de mercure monte à 20 centimètres, pour tomber.

La respiration s'accélère avec augmentation d'amplitude des mouvements respiratoires; puis la respiration se calme, tout en étant deux fois plus active qu'à l'état normal. A doses massives, les mouvements respiratoires sont très nombreux et très superficiels, l'animal est haletant; puis la respiration se ralentit, devient suspirieuse et finit par s'arrêter bien avant le cœur.

La contraction musculaire diminue de moitié, tandis que le pouvoir contractile n'est pas modifié.

L'animal, quelques instants après l'absorption buccale, a des nausées, des vomissements abondants durant un quart d'heure de suite et des selles diarrhéiques fréquentes. A doses massives, la diarrhée devient sanguinolente, et, après la mort de l'animal, à l'autopsie, on trouve des lésions profondes de l'intestin grêle, hyperhémie, rougeur intense, ecchymoses sous-muqueuses. L'urine est sanguinolente et contient de l'albumine.

Quant au système nerveux, on remarque que les nerfs ont perdu de leur pouvoir sensitif, la sensibilité dans les nerfs mixtes disparaît complètement, rapidement et d'une manière constante, c'est donc un analgésique. Le pouvoir excito-moteur n'est modifié en rien. Le système nerveux du grand sympathique est aussi impressionné (vomissements, diarrhée).

La température du corps s'élève d'abord pour redescendre ensuite.

Au point de vue des échanges organiques, la quantité d'acide carbonique décroît, et la quantité de glucose décroît aussi dans la proportion de 20 pour 100 environ.

La dose toxique est de 1g,50 d'extrait de guaco pour 10 kilogrammes d'animal à sang chaud, employé en injections sous-cutanées ou intraveineuses.

Propriétés thérapeutiques. — La racine récente est très efficace contre le venin des serpents et réputée comme spécifique.

De plus, la racine est antihystérique, emménagogue, excitante, employée contre l'hydropisie, la dyspepsie, la paralysie, les maux d'estomac, contre les ulcères et affections paralytiques des extrémités, contre l'impuissance génésique, les fièvres muqueuses et intermittentes, spécialement celles dont le caractère dominant est un trouble quelconque des fonctions des muqueuses respiratoires et du système lymphatique. (Médecine brésilienne, argentine et colombienne.)

MM. les docteurs Butte et Quinquaud, à Paris, ont utilisé les propriétés analgésiques de la racine contre les douleurs parfois intolérables des maladies cutanées. M. Butte a employé la décoction de racine à 20 pour 1000, en lotions tièdes dans des cas d'eczémas presque secs accompagnés d'un prurit intense avec sensation de brûlure et rendant le sommeil impossible. Dès le lendemain, la sensation de prurit disparaissait et le sommeil redevenait possible.

Il est contre-indiqué dans le cas d'eczéma suintant.

Les fleurs sont narcotiques, apéritives et pectorales. Les feuilles sont vénéneuses. Le suc est rubéfiant.

Mode d'emploi et doses. — Poudre de racine, de 75 centigrammes à 1 gramme, quatre ou cinq fois par jour. Décoction, de 20 à 30 pour 1000, à la dose de 250 à 500 grammes par dose. Suc exprimé des feuilles à la dose de 1 à 4 grammes par jour.

Aristolochia anguicida L.

Synonymie. — *Guaco del pais*, *Guaco de la Nouvelle-Grenade*, *Manaron*, *Apinel des Mexicains*, *Liane à corbillon*, *Liane à serpents*, *Herbe à serpents*, *Mort aux serpents*, *Aristolochia mexicana flore acutiore* Mor., *Howardia anguicida* Kl.

Habitat. — Antilles, Carthagène, Mexique, Nouvelle-Grenade, Guyane, Venezuela, San-Salvador, Pérou.

Description botanique. — Plante à racines ramifiées, gorgées d'un liquide orangé, amer et fétide. Les tiges sont volubiles, arrondies, grêles, à écorce assez épaissie, semblable au liège, rameuses, sillonnées çà et là, et principalement aux nœuds, de poils laineux. Feuilles deltoïdes et cordées, aiguës, échancrées et auriculées à la base, poilues sur les deux faces du limbe çà et là, quinquinervées à la base, longuement pétiolées, accompagnées d'une fausse stipule, axillaires, orbiculaires, réniformes et sessiles. Les fleurs sont très petites, axillaires, solitaires, en rameaux courts présentant l'aspect d'une branche feuillue. Les fleurs sont verdâtres, semées de pourpre, à tube oblique, à gorge tronquée, à limbe unilatéral lancéolé et acuminé. Calice glabre, droit, avec un utricule ovoïde légèrement triangulaire, tube oblique, allongé, terminé par une lèvre tronquée, élargie à la base, rétrécie au sommet. Feuilles de 6 à 7 centimètres de long et de 4 à 5 centimètres de large, pétiole de 3 centimètres de long. Fausse stipule de 15 millimètres de long et de 2 millimètres de large, calice de 6 à 8 centimètres de long, tube de 2 centimètres de long, lèvre du calice de 15 millimètres de long. Le fruit est une capsule ovoïde, à six côtes, recouverte de rugosités transversales, s'ouvrant par la base, de 2 à 3 centimètres de long. Graines petites, cordiformes, verruqueuses, de 2 à 3 millimètres de long et de large, marquées d'un raphé linéaire.

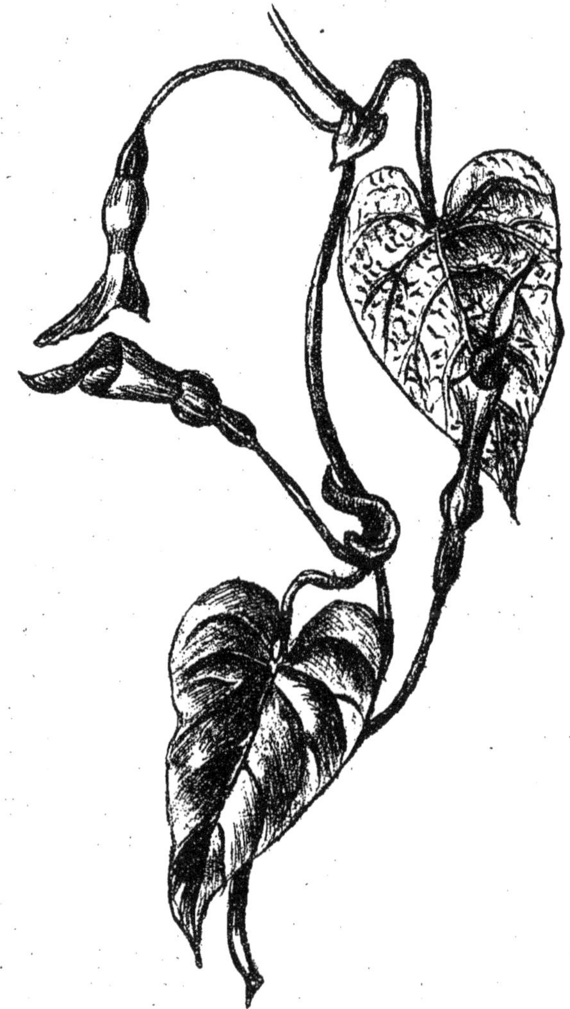

Aristolochia anguicida.

Composition. — Le suc est acide et ne donne aucune réaction au perchlorure de fer. La plante contient : huile volatile, principe amer jaune, extrait gommo-résineux, amidon, albumine, malate et phosphate de potasse.

Propriétés thérapeutiques. — Le suc enivre les serpents et les rend inoffensifs; il neutralise l'effet de tous les venins quand on l'applique sur les morsures ou les piqûres récentes. La décoction des racines des tiges et des feuilles peut remplacer le suc.

Jacquin rapporte qu'en introduisant le jus de la racine dans la gueule d'un serpent venimeux on le voit tomber dans une stupeur telle qu'on peut le manier impunément longtemps. Si un serpent en avale quelques gouttes, il périt rapidement dans des convulsions. La décoction de la racine, prise par l'homme, le guérit aussi de la morsure des serpents. La racine broyée, appliquée en topique sur la partie mordue, amène aussi la guérison.

Descourtilz et Desportes recommandent le suc et la décoction des feuilles et des tiges comme alexitère et préservant de la morsure des serpents.

On le préconise aussi contre la syphilis, l'aménorrhée et les affections de la vessie.

Aristolochia brasiliensis Mart.
Aristolochia macroura Gom.

Synonymie. — *Bûche de Pavo*, *Patito*, *Ipé-my*, *Ambuiba-Embo de Marcgraff*, *Jarrinha des Brésiliens*, *Aristolochia lobata* Lindl., *A. appendiculata* Vellozo, *A. caudata* Booth, *A. tapetotricha* Lem., *Howardia macroura* Kl.

Habitat. — Guyane, Brésil, Paraguay, Corrientes, Missions.

Description botanique. — Petit arbuste grimpant, à tige recourbée et rameuse. Les feuilles sont alternes et réniformes ; le périgone est réfléchi, enflé et trilobé. La fleur affecte la forme d'un petit canard (d'où le nom de *patito*) ; fausses stipules réniformes. Calice formant un utricule ovoïde, tube resserré à la partie inférieure et infundibuliforme. Le fruit est une capsule hexagonale, oblongue et épaisse, graines aplaties à raphé non proéminent. Fleur blanche à l'extérieur et glabre rouge, pourpre à la face interne et velue. Feuilles de 10 à 15 centimètres de long et de 7 à 12 centimètres de large, pétiole de 3 à 4 centimètres de long. Calice de 2 à 3 centimètres de long et de 3 à 4 centimètres de large. Capsule de 6 à 7 centimètres de long et de 2 à 4 centimètres de diamètre. Graine de 8 millimètres de long.

Parties employées. — La racine et la tige.

Description de la drogue. — La racine est en jets fort longs, composés d'un corps ligneux de 1 à 2 centimètres de diamètre, rayonnée, comme dans celui de toutes les Aristoloches, et d'une écorce spongieuse très épaisse, profondément sillonnée et quelquefois partagée par côtes jusqu'au corps ligneux.

Cette racine présente généralement une teinte jaune fauve, une odeur très forte camphrée et alliacée, de saveur amère et nauséabonde.

Composition. — Nous avons entrepris son étude chimique. Analyse immédiate par dissolvants.

150 grammes de feuilles.

Extrait éthéré...........	5,000	3,43	pour 100.
— alcoolique	8,000	5,33	—
— aqueux.........	28,575	19,16	—
— chlorhydrique...	14,150	9,43	—
— potassique......	29,150	19,43	—
Ligneux.............	86,000	57,00	—

172 grammes de tiges.

Extrait éthéré..........	6,80	4,0	pour 100.
— alcoolique	12,75	7,5	—
— aqueux....	20,26	17,8	—
— chlorhydrique ...	22,44	13,2	—
— potassique.......	30,60	18,0	—
Ligneux...	68,00	40,0	—

L'action des dissolvants a été faite successivement; ainsi l'action dissolvante de l'alcool a été opérée sur le résidu de l'action dissolvante de l'éther; la liqueur évaporée à siccité jusqu'à ce qu'il n'y ait plus de perte et pesée. Extrait chlorhydrique, eau acidulée au dixième. Extrait potassique, solution de KO au centième.

Composition.

Essence....	2,00	pour 100.
Résine	4,00	—
Tannin (tiges).................	2,81	—
— (feuilles)..............	2,53	—
Alcaloïde.		
Cendres.......	4,405	—

Chlorures, sulfates, carbonates, phosphates de sodium, calcium, potassium.

Séparation de l'alcaloïde. — La plante, pulvérisée, est mêlée à de la chaux et un peu de soude caustique. On évapore au bain-marie à siccité, la poudre sèche est lixiviée et épuisée par de l'alcool. On évapore ce véhicule; le résidu est repris par de l'eau acidulée d'acide sulfurique jusqu'à neutralisation. La filtration retient le sulfate de chaux et la résine; on concentre et on fait cristalliser. On obtient ainsi le sulfate d'un alcaloïde que j'appelle *patitine*. On obtient l'alcaloïde pur par précipitation avec la soude.

La patitine est soluble dans l'eau et l'alcool.

Réaction. — Elle précipite de ses solutions en jaune par l'acide picrique, l'iodure de potassium ioduré et le réactif de Winkler, et en blanc par la

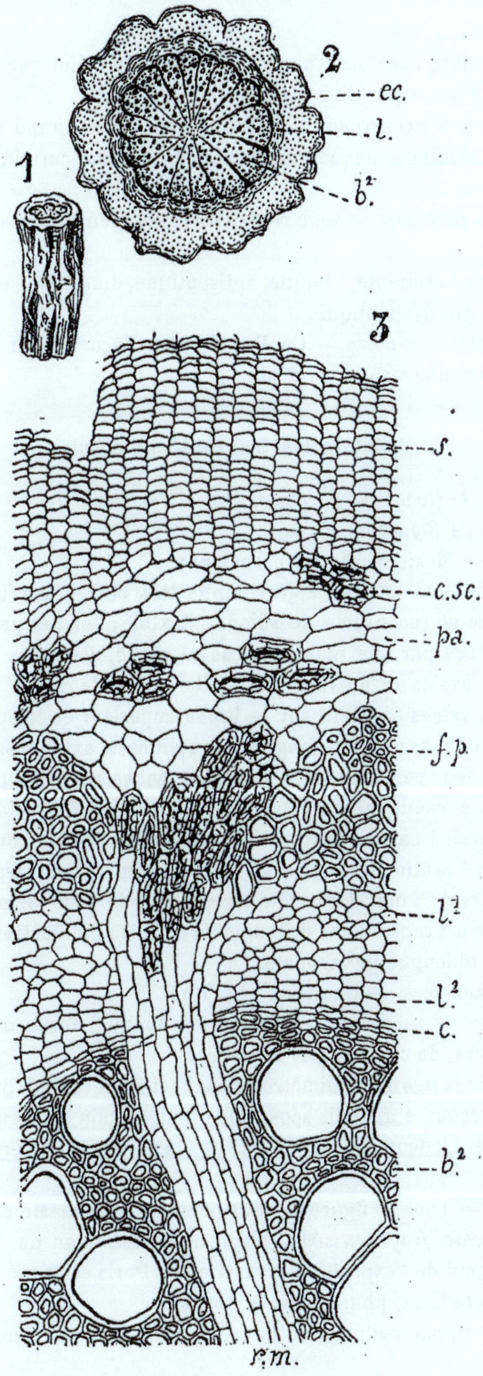

Aristolochia fragrantissima.

soude, le tannin, l'azotate d'argent. Avec l'acide sulfurique concentré, un cristal donne une coloration rose.

Propriétés thérapeutiques. — Cette plante a un grand crédit comme alexitère et alexipharmaque, non seulement comme curatif, mais comme préventif.

Martius la préconise comme réussissant très bien contre la morsure des serpents.

La racine est excitante, tonique, antiseptique, diurétique, diaphorétique, fébrifuge et antidyspeptique.

Mode d'emploi et doses. — On l'emploie en décoction ou infusion à la dose de 30 grammes par litre d'eau.

Aristolochia fragrantissima Ruiz.

Synonymie. — *Guaco des Péruviens et des Mexicains, Bejuco de la Estrella, Controyerba de Bejuco du Pérou.*

Habitat. — Mexique, Andes péruviennes.

Description botanique. — Tige volubile très élevée et retombant çà et là, anguleuse et recouverte de sillons, flexible; feuilles grandes ou cordées, terminées par une pointe longue et aiguë, arrondies à la base en deux lobes ovales et en forme d'oreilles, avec de cinq à sept nervures secondaires, velues çà et là sur le limbe supérieur et complètement laineuses sur le limbe ; pétiole long, fleurs solitaires, axillaires, à pédoncule, quelquefois deux par deux, trois par trois ; calice velu à l'intérieur, gonflé en un utricule ovoïde inégal, tube large dressé, amplifié à la partie supérieure et terminé par une petite lèvre arrondie. Fleurs rouge jaunâtre. Feuilles de 19 centimètres de long et de 9 centimètres de large. Pétiole de 5 centimètres de long. L'utricule du calice a de 12 à 14 millimètres de long, le tube a 2 centimètres de long et la lèvre 35 millimètres. Le fruit est une capsule oblongue hexagonale.

Parties employées. — La racine et la tige.

Description de la drogue. — Racine très longue, fusiforme, épaisse de 20 centimètres, de couleur gris brunâtre.

L'écorce de la tige a 8 millimètres d'épaisseur, de couleur brun-chocolat, subéreuse, recouvre un bois séparable en un certain nombre de quartiers prismatiques. L'odeur est forte et suave; la saveur est amère, camphrée, balsamique.

Anatomie. — Sous la figure 1, nous présentons le dessin d'un fragment de l'*Aristolochia fragrantissima*, fragment d'une liane de 10 mètres de long, provenant de l'exposition mexicaine de Paris et donné par M. Francisco Rio de la Loza, pharmacien à Mexico.

La coupe transversale de la figure 2 comprend une écorce (*ec*) assez large, sillonnée de crevasses, une zone libérienue assez mince (l) ; le bois secondaire (b^2) est découpé en éventail. Cette coupe, examinée à un fort grossissement, présente un suber fort épais (s) à cellules molles tabulaires, au-dessous duquel s'étend une zone parenchymateuse (pa), sclérifiée en certains points ; la paroi de ces cellules est brunâtre ; les cellules scléreuses (*c. sc.*) sont canaliculées et pourvues de stries d'hydratation fort visibles. Au milieu de ce tissu parenchymateux apparaissent des amas de cellules fibreuses et sclérifiées du péricycle (*f. p.*), qui viennent former un tissu protecteur au liber.

Le liber comprend extérieurement un liber primaire (l^1), dont les cellules, irrégulièrement disposées, comprennent du parenchyme libérien et des vaisseaux grillagés ; puis vient du liber secondaire (l^2), dont les files rayonnantes viennent correspondre à celles du bois secondaire (b^2), formé de fibres ligneuses et de larges vaisseaux. Le bois primaire (b^1) est placé à l'extrémité de ces faisceaux libéro-ligneux. La moelle est d'un volume fort petit, dont les rayons médullaires comprennent plusieurs rangées de cellules.

Propriétés thérapeutiques. — Les Indiens la réduisent en fragments et l'appliquent toute fraîche sur les morsures des serpents venimeux et ils la considèrent comme un puissant antidote.

La plante est emménagogue, sudorifique, antiseptique et analgésique. On l'utilise en odontologie et contre la dysenterie, les fièvres inflammatoires de mauvaise nature, les douleurs rhumatismales et beaucoup d'affections dues à un excès de fatigue.

Aristolochia turbacensis Humb. et Bompl.

Synonymie. — *Capitana de Corazon.*

Habitat. — Turbaco (Mexique).

Description botanique. — Plante grimpante. Feuilles ovales, cordées, quelquefois réniformes, entières, réticulées et veinées sur la face inférieure. Le pédoncule a une bractée ; le fruit est une capsule qui a 8 centimètres de long.

Propriétés thérapeutiques. — Les Mexicains emploient sa souche contre la morsure des serpents venimeux. Ils en font une décoction qu'ils font boire au malade.

Aristolochia cordiflora Mutis.

Synonymie. — *Flor de Alcatras de Monpox, Contra capitana de Monpox.*

Habitat. — Nouvelle-Grenade (vallée de la Magdalena) et Pérou.

Description botanique. — Tige volubile, glabre, ligneuse, subéreuse, rameuse, anguleuse. Feuilles cordiformes, aiguës, avec cinq ou sept nervures à la base, vert clair, velues d'une manière intense sur la face supérieure et clairsemée sur la face inférieure. Le pétiole est très long. Les fleurs sont les plus grandes du genre, axillaires, solitaires, avec un long pédoncule. Le calice glabre se compose d'un tube recourbé infundibuliforme, avec une grande lèvre cordiforme à la partie supérieure et divisée à la base par un sillon en deux lobes arrondis. La fleur est d'un beau rouge pourpre, de 40 centimètres de long; elle manque d'utricule à la base, ou plutôt un vestige d'ovaire.

Usage vulgaire. — Les fleurs, qui sont très grandes, servent de chapeaux aux enfants.

Propriétés thérapeutiques. — D'après Humboldt et Bonpland, cette plante est souveraine contre la morsure des serpents venimeux.

Les Indiens ont à son sujet l'enthousiasme le plus profond et la foi la plus grande.

Aristolochia trilobata L.

Synonymie. — *Aristolochia trifida* Lamb., *A. caracasiana* Sprenz., *Hovardia trilobata* Kl., *Trèfle*.

Habitat. — Martinique, Guyane, Venezuela, Équateur, Brésil, Pérou.

Description botanique. — Arbuste grimpant, rameux; feuilles divisées en trois lobes, entières; les lobes sont obtus et souvent aigus sur les côtés, glabres à la partie supérieure, velus sur la face inférieure; pétiole long et contourné. Fausses stipules réniformes. Le calice est composé d'un utricule grand et ovoïde et d'un petit tube surmonté d'une petite lèvre. Le fruit est une capsule hexagonale. Graines planes, à raphé non proéminent. La fleur est à l'extérieur d'un jaune verdâtre, veinée de rouge; à l'intérieur, elle est blanche et velue, la lèvre est de couleur rouge-sang. L'utricule du calice a de 4 à 5 centimètres de long, le tube de 5 à 6 centimètres de long; la lèvre a 2 centimètres de long et de large. Capsule de 7 centimètres de long et de 2 centimètres de large.

Partie employée. — La racine.

Propriétés thérapeutiques. — Employé contre la morsure des serpents. Excitant, diaphorétique, stomachique et fébrifuge.

Mode d'emploi et dose. — La poudre de racine, de 6 à 20 grammes, constitue un diaphorétique puissant.

Aristolochia antihysterica Mart.

Synonymie. — *Ipeguú*, *Guarimbé hú*.

Habitat. — Brésil, Missions et Paraguay. Au Brésil, on la rencontre surtout dans la province de Rio Grande del Sul.

DESCRIPTION. — Tige glabre, débile, grêle, simple, striée, anguleuse, tombante. Feuilles coriaces, obtuses, tronquées à la base et divisées par un sillon en deux lobes arrondis et courts semblables à de petites oreilles, à trois nervures; le pétiole est long; fausses stipules, petites axillaires, orbiculaires, réniformes. Fleurs petites, solitaires, axillaires, opposées aux feuilles. Le calice forme un utricule ovoïde inéquilatéral, avec un tube contourné, infundibuliforme, rétréci à la base et tronqué à la partie supérieure en forme de lèvre. Feuilles de 7 à 10 centimètres de long et de 5 à 6 centimètres de large. Pétiole de 4 à 5 centimètres de long. Fausses stipules de 15 millimètres de long. Anthères, au nombre de six, petites, ovales, divergents à la base. Fruit, capsule ovoïde, hexagonale, armée d'une courte pointe au sommet, coriace, rugueuse, déhiscente, basicorde, de 2 centimètres de long et de 14 millimètres de large. Graines cunéiformes, planes, avec un raphé proéminent, rugueuses, de 5 millimètres de long sur 4 millimètres de large.

COMPOSITION CHIMIQUE. — Huile essentielle aromatique soluble dans l'alcool, matière extractive combinée au tannin, oléo-résine, résine, principe amer analogue à la gentianine, mucilage, cendres, sels de chaux, de potasse et de fer.

PROPRIÉTÉS PHYSIOLOGIQUES. — Diaphorétique, diurétique et antiseptique. Il est aussi émétique.

PARTIE USITÉE. — La racine.

DESCRIPTION DE LA DROGUE. — La racine ressemble assez à celle de l'*Aristolochia cymbifera* (*milhomens*) par sa couleur extérieure noirâtre, sa couleur intérieure blanchâtre et son odeur; mais elle est à peu près grosse comme le petit doigt, et son écorce est molle et fongueuse.

PROPRIÉTÉS MÉDICINALES.— L'*Aristolochia antihysterica* est tenue en grand crédit comme un bon médicament préservatif et alexipharmaque et très efficace contre la morsure des serpents. M. le docteur D. Parodi dit, à ce sujet, que l'on doit comprendre que la majeure partie des plantes à propriétés énergiques soient utilisées contre la morsure des serpents venimeux, qui pullulent dans les bois étendus et dans les bosquets de la république Argentine, au point de menacer d'empêcher la vie des champs par leur nombre croissant. Dans ces conditions, on se voit obligé d'avoir recours à toutes les ressources que présente la nature.

Elle est emménagogue et présente, en outre, des propriétés antihystériques.

On l'emploie aussi contre les fièvres nerveuses accompagnées de torpeur, les fièvres putrides et les ulcères malins.

Aristolochia odoratissima L.

Synonymie. — *Aristolochia scandens* I.-P. Brown, *Liane contre-poison.*

Habitat. — Antilles, Mexique, Amérique centrale, Paraguay, Guyane.

Description botanique. — Tige volubile, glabre, rameuse, anguleuse; feuilles deltoïdes cordées, aiguës au sommet, et découpées à la base plus ou moins profondément en deux lobes divergents, comme des oreilles allongées; nervures au nombre de cinq ou sept; pétiole long; fausses stipules axillaires, sessiles, réniformes; fleurs grandes, axillaires, solitaires, avec un très long pédoncule. Calice glabre composé d'un utricule ovoïde, inéquilatéral, et d'un petit tube contourné, terminé par une lèvre ovale, recouverte de poils. Feuilles de 7 à 12 centimètres de long et de 9 centimètres de large; pétiole de 3 à 4 centimètres de long. Pédoncule de 8 à 10 centimètres de long. Fleurs lilas, maculées de rouge; la lèvre de la fleur est jaune. Utricule du calice de 15 millimètres de long; tube de 8 à 10 millimètres de long, lèvre de 6 centimètres de long. Anthères, au nombre de six, oblongues, ovales, divergentes à la base.

Anatomie. — Nous avons fait la coupe d'un fragment de tige provenant de l'exposition mexicaine à Paris, et qui nous a été donné par M. Francisco Rio de la Loza. Étudiée à un fort grossissement, cette coupe ne diffère de celle de l'*Aristolochia fragrantissima* que par le tissu parenchymateux, qui est beaucoup plus étendu. On y trouve aussi, dans son milieu, des amas de cellules fibreuses et sclérifiées du péricycle.

Partie employée. — La racine et les feuilles.

Description de la drogue. — La racine, qui a une odeur suave et une saveur amère et camphrée, se présente sous la forme de jets à écorce subéreuse, de 5 centimètres de diamètre et de couleur brune et grise.

Propriétés thérapeutiques. — Alexipharmaque. Racine stimulante, stomachique, diaphorétique et fébrifuge. Les feuilles sont employées en cataplasmes contre les bubons, qu'elles fondent, et pour calmer les douleurs sciatiques.

Aristolochia bilobata L.

Synonymie. — *Liane à caleçon*, *Fer à cavale*, *Howardia bilobata* Kl., *Aristolochia longe scandens, foliis ferri equine effigie* Plumier.

Habitat. — Antilles, Guyane.

Description botanique. — Arbrisseau volubile, à tige glabre, très ramifiée, striée, à petites feuilles bilobées, à lobes égaux oblongs et obtus; à peine découpées par un repli à la base, avec trois à cinq nervures, glabres sur les deux faces du limbe, pétiolées. Fleurs solitaires et axillaires, périanthe renflé à la base en une portion ovoïde et obconique; puis il se rétrécit en un tube droit ou arqué et se dilate définitivement en un limbe unilobé à lèvre ovale-lancéolée aiguë et un peu obtuse au sommet. Couleur jaune pâle avec stries foncées et brunâtres. La base du limbe est chargée intérieurement de taches foncées pubescentes. Le fruit est ovoïde, à six côtes, long d'un peu plus de 1 centimètre, avec une longue proéminence de 3 millimètres de long, à déhiscence basilaire. Graines nombreuses, triangulaires, coriaces, avec de très petits points, plânes sur les deux faces, avec raphé non proéminent. Feuilles de 1 à 3 centimètres de large avec un pétiole grêle de 1 centimètre de long, à l'origine duquel naissent deux nervures opposées qui se rejoignent au sommet. La lèvre de la fleur a de 2 à 3 centimètres de long et 2 de large. Anthères au nombre de six, oblongues et ovales.

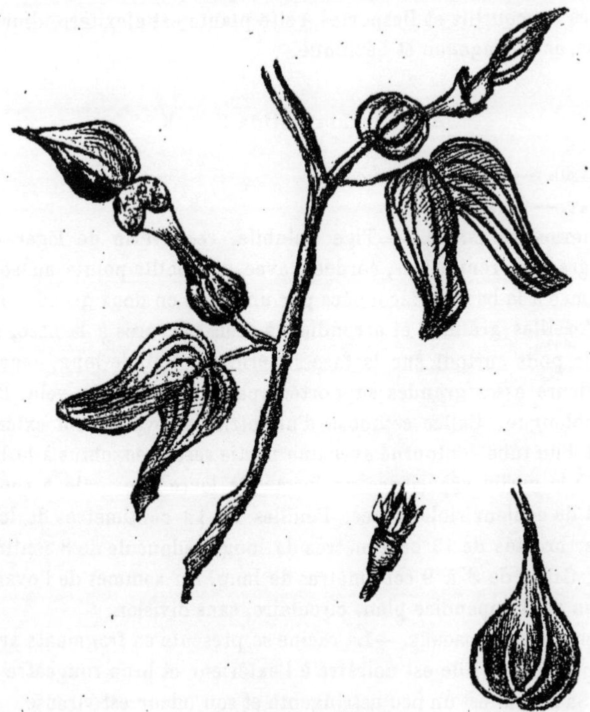

Aristolochia bilobata.

PARTIES EMPLOYÉES. — Racine, feuilles, fleurs.

DESCRIPTION DE LA DROGUE. — Racine noire au dehors, jaune au dedans, de 15 centimètres de long et de 2 centimètres de diamètre, d'un goût amer.

Composition. — Elle contient : huile volatile, résine jaune verdâtre, matière extractive, gomme, principe amer, amidon, albumine, ligneux, phosphate de potasse.

Propriétés médicinales. — Alexitère, emménagogue.

La racine, introduite dans la vulve, a la propriété d'expulser le fœtus mort.

La décoction des feuilles est antipsorique.

L'infusion des fleurs est incisive et béchique.

D'après Descourtilz et Desportes, cette plante est alexitère, diurétique, excitante, emménagogue et béchique.

Aristolochia fœtida H. B. K.

Synonymie. — *Yerba del Indio.*

Habitat. — Mexique.

Description botanique. — Tige volubile, recouverte de léger duvet; feuilles grandes, réniformes, cordées, avec une petite pointe au sommet, cunéiformes à la base et découpées par un sillon en deux grands lobes en forme d'oreilles grandes et arrondies, à trois nervures à la base, recouvertes de poils surtout sur la face supérieure. Pétiole long, canaliculé, poilu. Fleurs assez grandes supportées par un pédoncule velu. Bractée ovale, oblongue. Calice composé d'un utricule ovale, velu extérieurement, et d'un tube contourné avec une partie resserrée, obtus à la base et allongé à la partie supérieure en forme de lèvre ; de couleur rouge; la lèvre est de couleur violet foncé. Feuilles de 12 centimètres de long et de large, bractée de 13 centimètres de long, pédoncule de 8 centimètres de long. Calice de 8 à 9 centimètres de long. Au sommet de l'ovaire, on trouve un petit appendice plan, circulaire, sans division.

Description de la drogue. — La racine se présente en fragments arrondis rappelant le jalap. Elle est noirâtre à l'extérieur et brun rougeâtre à l'intérieur Sa saveur est un peu astringente et son odeur est vireuse.

Composition. — D'après Trimble et Jones, elle renferme :

Eau	14,10
Cendres	4,88
Résine	0,50
Tannin, mucilage, matière colorante	17,88
Albumine	1,90
Matière organique	4,11
Cellulose	52,68
Huile fixe	1,95

Elle contient un alcaloïde volatil.

Partie employée. — La racine.

Propriétés thérapeutiques. — Alexipharmaque. D'après Humboldt, cette espèce est très célèbre parmi les indigènes par la propriété qu'elle a de déterger et de guérir les ulcères.

Mode d'emploi. — On fait usage de la décoction à 30 grammes pour 1000.

Aristolochia arborescens L.

Habitat. — Répandue dans toute l'Amérique du Sud et le Mexique.

Description. — Tige arborescente, droite avec de nombreux rameaux cylindriques, flexibles, recouverts de duvet jaune rougeâtre. Feuilles grandes, elliptiques, aiguës au sommet, arrondies à la base, à cinq nervures ; le limbe inférieur est réticulé et pubescent; le pétiole est court ; fleurs en panicules ; le calice se compose d'un utricule charnu et coriace et d'un tube retourné avec une lèvre oblique et infundibuliforme et recouverte de duvet. Le tronc a 2 mètres et demi de haut. Les feuilles ont 25 centimètres de long et 7 centimètres de large ; elles atteignent quelquefois 60 centimètres de long. Pétiole de 5 millimètres de long. Pédoncule de 3 centimètres de long. Utricule du calice de 22 millimètres de long, tube de 2 centimètres de long. Anthères, au nombre de six, oblongues, placées sur une columelle n'atteignant pas la longueur du tube.

Parties employées. — Tige, racine et feuilles.

Propriétés thérapeutiques. — Le suc des tiges et des feuilles est employé comme alexitère ; mais il est délétère et vénéneux.

La racine est usitée comme emménagogue.

On emploie quelquefois comme alexitères les Aristolochiées suivantes : *Aristolochia theriaca*, *gibbosa*, *punctata*, *hacteata*, *sempervirens*, *glaucescens*, H. B. K. (Liane amère).

Aristolochia serpentaria Lin. et Willd.

Plante de la famille des Aristolochiées.

Synonymie. — *Aristo'ochia pistolochia* Pluk., *Virginia snakeroot*, *Serpentaire de Virginie*, *Vipérine*, *Couleuvrine*.

Habitat. — Toute l'Amérique du Nord, Floride, Connecticut, Indiana et Pérou.

Caractères botaniques. — Tige droite, grêle, anguleuse, simple ou peu ramifiée, dénudée à la partie inférieure et portant des feuilles à la partie supérieure, supportant des fleurs près de la base. La tige est souvent plus ou moins épaisse aux nœuds, contournée et recouverte de duvet. Les feuilles sont le plus souvent cordiformes et ovales, quelquefois en forme de fer de lance, oblongues, aiguës, découpées à la base par un sillon formant deux lobes arrondis en forme d'oreille. Les feuilles ont cinq nervures à la base, recouvertes de poils denses aux nervures, et épais sur le restant du limbe. Le pétiole canaliculé est velu. Les pédoncules, qui naissent à la partie inférieure de la tige, portent quatre ou six petites bractées ovales, oblongues ou cordiformes et velues ; ils ne portent qu'une fleur au sommet. Ovaire ovoïde, hérissé de poils. Le calice est recouvert de poils clairsemés; il est gonflé à la base en un utricule oblong ; puis il est rétréci et recourbé; enfin, dilaté en un limbe concave à bord trilobé. Les feuilles ont 9 centimètres de large. Le pétiole a de 1 à 2 centimètres de long.

Variétés. — On emploie souvent la racine de l'*Aristolochia reticulata* Nutt., qui est officinale. *Synonymie : Bed River Snakeroot.* — *Habitat :* Louisiane, Virginie, Arkansas ; tandis que la serpentaire de Virginie ne se rencontre pas dans ces États. — *Description :* tige dressée, forte, le plus souvent divisée en rameaux sortant de la base elle-même, droits et égaux entre eux, dénudés à la partie inférieure, quelquefois géniculés et recourbés aux nœuds, sillonnés et velus. Les feuilles sont coriaces, grandes pour la stature de l'arbre, ovales, cordiformes, brusquement aiguës, découpées à la base par un sillon profond qui la divise en deux grands lobes, convergents, en forme d'oreilles, et embrassant la tige à cause de l'exiguïté du pétiole. Les feuilles sont recouvertes, sur la face supérieure, de poils rudes et clairsemés, et, sur la face inférieure, de poils plus nombreux et plus longs, velues sur la nervure médiane et les nervures secondaires. Les feuilles sont réticulées par les veines des nervures qui sont proéminentes et accentuées. Les pédoncules sont situés à la partie dénudée de la tige et naissent uniques de la cicatrice double faite par la chute des feuilles. Les pédoncules portent plusieurs fleurs, sont velus, rameaux en cyme et ont de cinq à huit petites bractées, cordées, aiguës, opposées aux fleurs. Ovaire ovale, velu ; calice droit, bref, gonflé en un utricule ovoïde, puis comprimé en forme de petit vase et se terminant par un limbe bilobé. Graines petites, grises, cordiformes, granulées sur la face inférieure, qui est convexe, tandis que la face supérieure a des bords infléchis et presque fermés et porte un raphé épais, proéminent et ailé des deux côtés. Feuilles de 9 centimètres de long, de 5 centimètres de large. Pétiole de 5 millimètres de long.

Autres variétés. — On emploie aussi, sous le nom de *Serpentaire de Virginie*, les racines des variétés suivantes : *Aristolochia hastata*, *A. angustifolia* et *A. sagittata*, que de Candolle appelle *A. serpentaria* α, β, γ.

Partie employée. — La racine.

Description de la drogue. — 1° Première serpentaire de Virginie provenant de l'*Aristolochia serpentaria*. Décrite, pour la première fois, par Thomas Johnson, en 1833, elle a été décrite d'une façon plus complète par Woodville et Plukenet sous le nom de *Serpentaria virginiana caule nodoso*. La racine est formée d'une petite souche garnie de radicules très fines, courtes et chevelues, repliées sur elles-mêmes et formant un petit paquet emmêlé. Cette racine est très aromatique et fortement camphrée.

2° Serpentaire du Texas ou serpentaire de la rivière Rouge ou fausse serpentaire de Virginie provenant de l'*Aristolochia reticulata.* Décrite par Jacquin et Nées, étudiée par le professeur Paris. Les radicules sont plus grosses, moins nombreuses et beaucoup moins aromatiques et surtout beaucoup moins camphrées.

3° Serpentaire de Virginie, à feuilles hastées, provenant de l'*Aristolochia hastata*. Décrite par Plukenet sous le nom d'*Aristolochia polyrhozos auricularibus foliis*. La racine est composée de radicules assez fortes, droites et perpendiculaires.

4° Seconde serpentaire de Virginie provenant de l'*Aristolochia angustifolia*. Décrite par Bigelow, en 1816. La racine est composée de radicules jaunâtres, plus grosses que celles de la première serpentaire, moins pourvues de chevelu, plus longues, plus étroites et formant des faisceaux allongés et plus réguliers.

Structure anatomique. — Dans le rhizome, la couche extérieure de l'écorce est formée d'une couche simple de cellules cuboïdes. La portion corticale moyenne (mésophlœum) se compose d'environ six couches de grandes cellules. Le liber est constitué par de nombreuses couches de cellules plus petites ; celles des rayons médullaires sont presque cubiques et pourvues de parois ponctuées ; celles des faisceaux libériens sont plus petites et disposées en forme de croissant. Dans les faisceaux ligneux, avec des groupes de vaisseaux courts, réticulés et ponctués, alternent des fibres ligneuses ponctuées à parois épaissies dans le voisinage de la moelle. Les cellules les plus larges sont celles qui composent la moelle. Cette dernière, vue sur une section transversale, n'occupe pas le centre de la souche, mais est plus rapprochée de sa face supérieure. Les racines offrent un faisceau fibro-vasculaire central, entouré par une gaine. Dans le mésophlœum de la souche et des racines, on trouve un petit nombre de cellules qui contiennent une huile essentielle jaune. Les autres cellules sont remplies d'amidon.

Composition chimique. — Racine de l'*Aristolochia serpentaria*.

Analyse de Chevalier : huile volatile odorante, résine, extractif, amidon, fibres ligneuses, albumine, malate et phosphate de chaux, oxyde de fer et de silice.

Il a retiré l'aristolochine, substance amère, de couleur jaune d'or, soluble dans 200 parties d'eau froide et 50 parties d'eau chaude, dans l'alcool, insoluble dans l'éther, et que l'on regarde comme se rapprochant de la quassine.

Analyse de Bucholz :

Huile volatile	0,50
Résine jaune verdâtre	2,85
Matière extractive	1,70
Extrait gommeux	18,10
Ligneux	62,40
Eau	14,45

Analyse de Fluckiger :

Huile essentielle	1,5 pour 100.
Résine	1,5

Tannin qui colore en vert par le perchlorure de fer, mucilage, principe amer (aristolochine de Chevalier), sucre réducteur.

Analyse de Spica : Spica étudie la partie soluble dans l'éther, c'est-à-dire l'essence et la résine. L'extrait éthéré est liquide, sirupeux, jaune verdâtre, d'odeur aromatique. Par distillation, en présence de l'eau, il donne une huile volatile plus légère que l'eau, dans la proportion de 1,25 pour 100, d'odeur camphrée. La résine est visqueuse, de couleur rouge brun.

La partie de l'essence, qui passe entre 220 et 250 degrés, cristallise en partie par le refroidissement. Ces cristaux sont purifiés par l'éther ; ils fondent à 196 degrés et bouillent à 210 degrés. Les propriétés et la composition montrent que c'est un bornéol : $C^{10}H^{18}O$. Spica considère la partie qui ne cristallise pas comme une dissolution de ce bornéol dans un hydrocarbure.

Racine de serpentaire du Texas, *Aristolochia reticulata*.

Analyse de Ferguson : dans ce rhizome, il a trouvé un alcaloïde qu'il appelle *aristolochine*, qui se présente sous la forme de cristaux en aiguilles, inodores, amers, solubles dans l'eau, l'alcool, l'éther, le chloroforme et la benzine. Il donne une coloration rouge avec l'acide sulfurique ; vert brun en y ajoutant un cristal de bichromate de potasse ; avec l'acide azotique ou l'acide chlorhydrique, coloration rose. Cet alcaloïde, d'après l'auteur, proviendrait du dédoublement d'un glucoside préexistant. De 5 kilogrammes de racines, M. Ferguson a obtenu 45 grammes d'essence, de densité 0,975, bouillant à 205, et ne donnant pas de cristaux, même à la température de — 15 degrés.

Le rhizome renferme, en outre : résine, 5 pour 100 ; résine molle fusible à 60 degrés, soluble dans le chloroforme et la benzine et partiellement soluble dans l'alcool pur ; tannin ; amidon.

Les cendres contiennent de la silice et des carbonates, sulfates, phosphates de chaux, de magnésie et de fer.

Falsification. — Certains auteurs ont prétendu que l'on falsifiait la racine de serpentaire avec les racines de *Spigelia Marylandica*, de *Cypripedium pubescens*, de *Panax Genseng*, d'*Asarum Canadense* et de *Vincetoxicum officinale*. La première falsification se reconnaît par l'absence d'odeur de la racine; quant aux autres, elles ne se sont produites que fortuitement, par suite de mauvaise récolte; d'ailleurs, elles ne ressemblent pas aux racines de serpentaire.

Action physiologique. — Prise à l'intérieur, la serpentaire augmente les sécrétions et l'exhalation; elle accélère le pouls, augmente la température du corps et la pression artérielle; elle produit quelques troubles cérébraux passagers. La circulation du sang augmente rapidement, et on note des signes manifestes de pléthore sanguine.

Sur les voies digestives, elle agit comme laxatif; puis, à doses plus fortes, elle produit l'éructation, des nausées et des vomissements.

Propriétés thérapeutiques. — Les racines ont été employées contre le venin des serpents, surtout à l'état frais, et elles ont une grande renommée contre la morsure des crotales; son nom de *serpentaire* ou de *vipérine* provient de ses propriétés alexitères. Elle a toujours été employée à cet usage par les Indiens.

La racine de serpentaire est diaphorétique.

En outre, elle est un excitant du système nerveux.

Elle excite l'appétit. On l'a recommandée contre les fièvres intermittentes; on l'a prescrite contre la dyspepsie.

Elle est le type des médicaments aristolochiques, c'est-à-dire qui sont à la fois toniques, fébrifuges et emménagogues, dans les cas d'atonie de l'utérus, surtout quand l'atonie est accompagnée de spasmes.

D'après Dale, non seulement la serpentaire guérit les morsures des serpents venimeux, mais encore celle des chiens enragés.

Enfin, la poudre de serpentaire est antiseptique et sert à déterger les ulcères sordides.

Mode d'emploi et doses. — Infusion à la dose de 16 grammes pour 1000 grammes d'eau; teinture simple ou composée avec du quinquina au cinquième, à la dose de 3 à 4 grammes; décoction à la dose de 4 grammes pour 1000 grammes d'eau, réduits à 250 grammes; poudre à la dose de 50 centigrammes à 2 grammes. Extrait fluide américain, de 1 à 2 grammes.

Gonolobus Condurango Tria.

Plante de la famille des Asclépiadées, tribu des Gonolobées.

Synonymie. — *Mata perro*, *Tue-chien*, *Herbe à cancer*.

Habitat. — Équateur, Cordillères des Andes, Venezuela, Colombie.

Caractères botaniques. — Arbrisseau à tige volubile et grimpante, à suc laiteux, de 2 à 5 centimètres de diamètre; feuilles larges, ayant 12 centimètres de long et de 8 à 10 centimètres de large, opposées, cuspidées ou cordées, d'un vert foncé, recouvertes à la face supérieure d'un léger duvet et à la face inférieure recouvertes de poils mous et de couleur grise ; les feuilles ont un pétiole allongé, elles ont cinq nervures. Les rameaux sont sillonnés et recouverts, ainsi que les pétioles et les pédoncules, de poils gris. Les fleurs sont petites, en ombelles, à cinq sépales, à cinq pétales, cinq étamines et deux ovaires. Le fruit est formé de deux follicules déhiscentes; il est long de 10 centimètres; il est gonflé sur le côté interne, aplati au sommet et à la base. Les graines sont brunes, épaisses et portent une longue chevelure à une de leurs extrémités.

Variétés. — On utilise souvent, au lieu du *Gonolobus condurango*, les espèces suivantes : Condurango de la Nouvelle-Grenade, provenant du *Macroscepis Trianæ* Dec., plante de la tribu des Cynanchées.

Condurango blanc ou Condurango de Huacahamba, provenant du *Marsdenia condurango* Reichembach, plante de la tribu des Marsdeniées ;

Gonolobus riparius, appelé *Capitana de Mompox.*

Description de la drogue. — On emploie l'écorce de la tige, dont l'aspect varie suivant l'âge de la plante ; plus épaisse, plus foncée et un peu fendillée lorsqu'elle est vieille, elle est moins rude et presque lisse chez les jeunes sujets. L'écorce est tantôt roulée, tantôt plate, poreuse, inodore, d'une saveur amère avec un petit arrière-goût sucré. Sa cassure, nette à l'intérieur, présente un commencement de fibres ligneuses à l'extérieur. Elle se pulvérise facilement, en laissant peu de résidu, qui est fibreux ; quand on la pulvérise, on perçoit une odeur âcre et pimentée.

La couleur de l'écorce est d'un gris verdâtre, couverte d'excroissances verruqueuses; elle laisse découler, quand on l'incise, un liquide visqueux, d'une odeur balsamique semblable à celle du copahu, d'une saveur aromatique et amère et qui durcit en se concentrant en une résine jaune. La couleur intérieure de l'écorce est blanc grisâtre ; l'épaisseur de la drogue est de un demi à 2 centimètres. Le bois est contourné, cassant, de couleur tantôt blanche, tantôt jaune, ce qui a fait distinguer deux variétés : le *Condurango blanco* et le *Condurango amarillo*, suivant l'exposition au soleil ou à l'ombre ; mais quelle que soit la nature du bois, l'écorce reste la même.

Enfin, à cause des fibres que l'on rencontre dans l'écorce, un morceau qu'on brise en l'examinant reste attaché à celui qu'on a séparé par quelques fibres qui relient les deux rameaux.

Spécimens divers. — Bien que originaires de la même plante, les Indiens désignent de divers noms des spécimens d'aspect variés ; ce sont : *Condurango blanco, amarillo, de paloma, de tombo chico, de tombo grande, de platano, cascarilla, saragosa.*

Floraison. — La floraison s'opère dans les mois d'août et de septembre, celle des variétés a lieu dans le mois de mai.

ÉTUDE ANATOMIQUE du condurango de Loxa.

Racine. — La racine, dont nous donnons une vue d'ensemble (fig. 1), est limitée extérieurement par un suber (*s*) dont les cellules brunâtres et tubulaires sont tassées fortement. Le parenchyme cortical (*p. c.*) allongé dans le sens tangentiel renferme de nombreux cristaux d'oxalate de chaux. Le

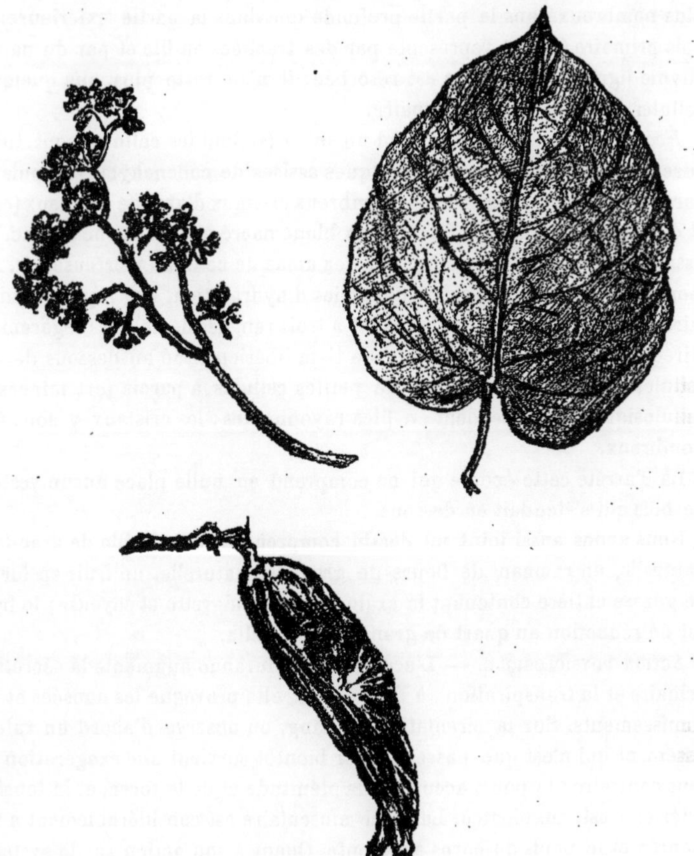

Condurango de Loxa.

liber (*l*) est mou, représenté par de petites cellules polygonales dont les plus internes sont en file avec le bois secondaire (b^2), qui est dur. Ce bois est formé de fibres ligneuses et de vaisseaux, il est silloné de rayons médullaires. Le bois primaire se retrouve au centre sous forme de quelques vaisseaux.

Tige. — La tige est fistuleuse. Sa coupe transversale (fig. 2) présente un épiderme (*ep*) recouvert d'une cuticule jaunâtre. Le parenchyme cortical (*p. c.*) renferme de la chlorophylle; il est limité intérieurement par un endoderme (*end*) dont les cellules viennent s'adosser au péricycle qui, en quelques endroits, est formé d'arcs fibreux. Le liber (l et l^2) est mou; ses dernières cellules sont en file avec les cellules du bois secondaire (b^2), qui est formé de fibres ligneuses massées autour des vaisseaux qui sont plus nombreux dans la partie profonde que dans la partie extérieure. Le bois primaire (b^1) est représenté par des trachées en file et par du parenchyme ligneux. La moelle est résorbée; il n'en reste plus que quelques cellules voisines du bois primaire.

Écorce. — L'écorce comprend un suber (*s*) dont les cellules sont tubulaires, au-dessous s'étendent quelques assises de collenchyme (*c*); puis un parenchyme (*pa*) renfermant de nombreux cristaux d'oxalate de chaux (*c. r.*) et des petits paquets de fibres d'un blanc nacré à canal ponctiforme. Le tissu libérien (*l*) est parcouru par des amas de cellules pierreuses (*c. sc.*) montrant des canalicules et des stries d'hydratation. Les rayons médullaires qui courent dans ce tissu sont à trois rangées de cellules légèrement étirées dans le sens du rayon. Le tissu libérien situé au-dessous de ces cellules pierreuses est formé de petites cellules à parois fort minces et cellulosiques qui s'étendent en files rayonnantes; les cristaux y sont fort nombreux.

Là s'arrête cette écorce qui ne comprend en nulle place aucun vestige du bois qui s'étendait en dessous.

Nous avons aussi joint un dessin comprenant: une feuille de grandeur naturelle, un rameau de fleurs de grandeur naturelle, un fruit en forme de gousse entière contenant la graine armée d'aigrette et soyeuse; le fruit est de réduction au quart de grandeur naturelle.

Action physiologique. — L'écorce de condurango augmente la sécrétion urinaire et la transpiration; à dose élevée, elle provoque les nausées et les vomissements. Sur la circulation du sang, on observe d'abord un ralentissement qui n'est que passager, car bientôt survient une exagération en sens contraire; le pouls accuse de la plénitude et de la force, et la tension artérielle est augmentée. La force musculaire est considérablement augmentée et le poids du corps augmente. Quant à son action sur le système nerveux, elle est variable; on remarque quelquefois de l'excitabilité, tandis que souvent on remarque de la prostration. Plusieurs fois on a vu des convulsions avec exagération des réflexes. L'aigrette des fruits occasionnerait des phénomènes tétaniques semblables à ceux que produit la strychnine.

La condurangine augmente les battements du cœur dans la proportion de 1 à 2; les mouvements respiratoires augmentent d'un tiers. La salivation est exagérée. Elle agit comme poison du système nerveux central,

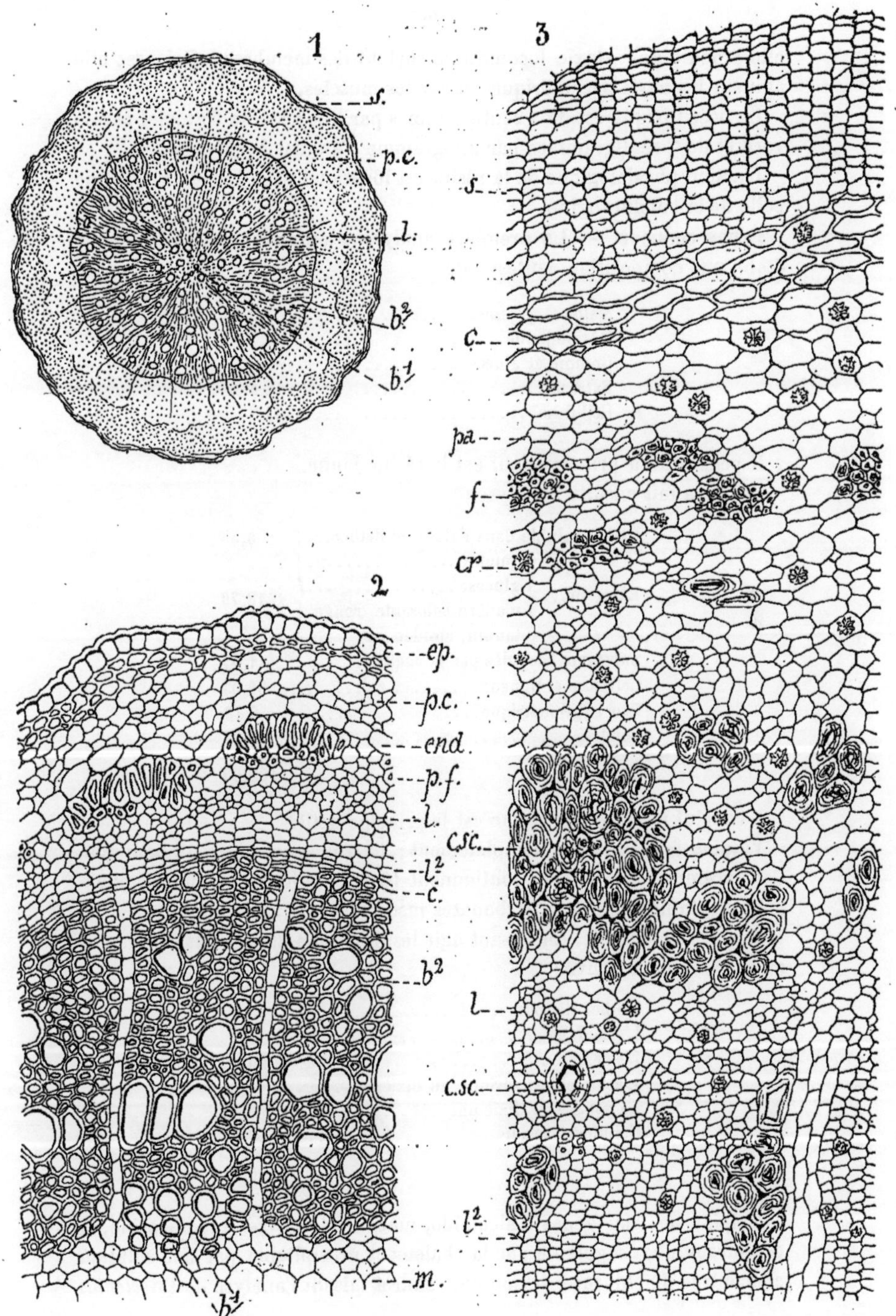

Condurango de Loxa.

elle produit une ataxie locomotrice surtout des membres inférieurs; elle agit sur les nerfs périphériques et sur les muscles.

La dose toxique est de 2 centigrammes par kilogramme d'animal carnivore et de 6 centigrammes par kilogramme d'animal herbivore.

L'action physiologique de la résine est identique dans la même dose que celle de la condurangine.

Étude chimique. — La première analyse a été faite par Antisell. Il a établi une composition centésimale :

Matières grasses	7,0
Résine jaune	2,7
Gomme et glucose	5,0
Extractif	12,6
Cellulose	63,5

Il pense que le principe actif est la résine jaune.

Mabru a fait ensuite l'analyse :

Résine soluble dans l'alcool et l'éther		5,55
Extractif...	gomme glucose matière colorante rouge tannin, amidon	18,79
Substance coagulée par la chaleur		1,64
Cellulose et ligneux		54,03
Eau hygrométrique		6,18
Cendres		13,81
		100,00

Il conclut aussi que la résine est le principe actif.

Vulpius fait l'analyse complètement; il trouve : cendres, 12 pour 100. Cent grammes de cendres contiennent 16,7 de chlorures, sulfates, phosphates solubles, 83,05 de carbonates insolubles et 0,25 de silice.

Analyse immédiate. En faisant agir les différents dissolvants successivement, Vulpius a trouvé :

L'éther dissout	5,4
L'alcool	12,4
L'eau	25,2
L'acide chlorhydrique au dixième	8,0
La potasse au dixième	8,45
Cellulose, résidu	40,45
	100,00

Vulpius ne trouve pas d'alcaloïde, mais il découvre un glucoside, la condurangine, coagulable par la chaleur et précipitable par une solution concentrée de chlorure de sodium. Tanret faisant l'analyse de l'*Asclepias vincetoxicum*, donne une méthode commode pour extraire les glucosides de la famille des Asclépiadées.

Vulpius reprenant la méthode de Tanret a pu isoler deux condurangines.

Kobert faisant l'analyse du condurango a trouvé trois glucosides et une résine. Il a fait l'étude physiologique des condurangines et de la résine et il a trouvé qu'elles étaient équivalentes, et ce qu'il y avait de plus surprenant c'est qu'elles avaient la même action physiologique que l'extrait de guaco (*Mikania guaco*).

Fluckliger a, en 1882, trouvé une substance amère, un alcaloïde.

Smiedeberg a, en 1883, trouvé un glucoside spécial très toxique et semblable, comme action, à la strychnine.

Junka découvre un glucoside résineux et fait une étude physiologique complète.

J'ai entrepris l'étude complète chimique du condurango en réunissant ces divers travaux, en les complétant, en trouvant de nouveaux principes actifs.

1° Analyse immédiate :

Tannin. — Le tannin est dosé à l'aide d'une solution titrée d'émétique et de laque de vert de méthyle. Quantité, 0,72 pour 100.

Résine. — La résine, dont le rendement est de 5,1 pour 100, est obtenue par l'action dissolvante de l'éther ou de l'éther de pétrole. Cette résine, qui est acide et saponifiable, forme avec les alcalis des combinaisons fixes. La saponification se fait même à froid avec la potasse en solution et forme un savon jaune. Bouillie avec de l'acide sulfurique dilué, elle devient blanche.

Étude de la résine. — La résine que l'on obtient par lixiviation de l'écorce pulvérisée est verte. Après l'avoir maintenue à l'étuve à 100 degrés jusqu'à ce qu'elle ne perde plus de poids, on la fait bouillir avec une solution de soude au cinq-trentième. On obtient une solution jaune ; on fait affusion d'acide, la résine précipite sous forme de masse blanche amorphe ; dans le sel de soude séparé par filtration, j'ai trouvé un glucoside que j'appelle *condurangine* ε.

La résine acide, d'abord blanche, jaunit au contact de l'air, puis brunit et enfin noircit.

La quantité de résine acide contenue dans la résine brute est de 92,6 pour 100.

La résine pure est soluble dans l'éther, l'éther de pétrole, le chloroforme, la benzine, l'acétone. Elle est presque insoluble dans l'aldéhyde. Insoluble dans l'eau et l'alcool.

Étude du glucoside. — Préparation : 1° l'écorce de condurango pulvérisée grossièrement est traitée par un lait de chaux au centième, puis soumise à l'épuisement par l'eau froide dans l'appareil à déplacement. La liqueur limpide est additionnée d'une solution saturée de chlorure de sodium ; il se forme un précipité qu'on recueille sur un filtre ; on lave ce précipité avec de l'eau saturée de chlorure de sodium, on le dessèche, on l'épuise par le chloroforme, on traite le liquide par le noir animal, et il ne reste plus qu'à évaporer le chloroforme. Le rendement est de 1,2 pour 100 du poids de l'écorce.

2° Je propose une méthode qui peut augmenter le rendement jusqu'à 2 pour 100 du poids de l'écorce. On met le condurango en poudre dans une allonge, et on le traite par l'eau jusqu'à complet épuisement. On ajoute à la liqueur obtenue une solution d'acétate neutre de plomb qui précipite le tannin et les acides minéraux ; on filtre et l'on ajoute alors du sous-acétate de plomb qui précipite la condurangine sous forme de composé plombique. On le recueille et on le met dans de l'alcool bouillant, puis on fait passer un courant d'hydrogène sulfuré. La filtration enlève le sulfure de plomb, et, par évaporation de l'alcool, on a de premier jet de la condurangine pure dans la proportion de 2 pour 100.

Action des dissolvants. — A la température de plus de 15 degrés, la condurangine à la quantité de 1 gramme se dissout dans les proportions suivantes :

4 grammes d'acétone, 5 grammes d'aldéhyde, 6 grammes d'eau, 7 grammes de chloroforme, 9 grammes d'alcool éthylique, 9 grammes d'alcool amylique, 10 grammes d'essence de térébenthine. L'éther en dissout une très petite partie. Insoluble dans le sulfure de carbone, la benzine, l'éther de pétrole.

PROPRIÉTÉS. — Poudre amorphe, légèrement jaunâtre, de saveur amère et un peu aromatique.

Point de fusion. — La condurangine se ramollit à 125 degrés et fond à 146 degrés. Elle contient 4,2 pour 100 d'eau et 0,55 pour 100 de cendres.

Pouvoir rotatoire. — A la température de 17 degrés, j'ai soumis une solution de 1 gramme de condurangine dans 50 grammes d'eau, soit 2 pour 100 dans le tube de 20 centimètres, et j'ai trouvé la déviation dextrogyre :

$$\alpha j = +0^\circ\, 0'\, 34''\, 7.$$

Coagulation. — La solution de condurangine se coagule par la chaleur et redevient limpide par refroidissement.

J'ai observé que c'est exactement à la température de 54 degrés que la solution aqueuse se trouble, qu'elle se coagule au-dessus de cette température, se retrouble en revenant à 54 degrés et redevient limpide au-dessous. Les alcalis, les acides et l'alcool retardent ce point.

Actions des réactifs. — Sur une solution aqueuse de condurangine assez concentrée, j'ai fait agir les principaux réactifs et j'ai observé les réactions suivantes :

La solution agitée donne une mousse abondante et persistante.

Avec le sous-acétate de plomb : précipité gélatineux blanc jaunâtre;

Avec le tannin : précipité blanc;

Avec le chlorure de sodium en solution concentrée, le sulfate de magnésie : précipité blanc;

Avec le sulfate de fer : précipité jaune;

Avec le sulfate de cuivre : précipité vert;

Avec le sulfate d'ammoniaque, le sulfate de zinc, le chlorure de potassium, le chlorure de calcium, le chlorure de baryum, le chlorure d'ammonium, l'acétate de potasse, l'acide salicylique : précipité blanc;

Avec l'acide phénique : précipité blanc gélatineux.

Le phosphomolybdate d'ammoniaque en solution chlorhydrique donne un précipité blanc, caractéristique des glucosides;

Avec le tungstate de soude : précipité jaune.

La solution, après avoir été bouillie avec de l'acide sulfurique à 1 pour 100, puis neutralisée, réduit la liqueur de Fehling, réaction caractéristique des glucosides.

La solution acidulée précipite en brun par l'iodure de potassium iodé et en blanc par l'iodure double de mercure et de potasse.

Avec le chlorure d'or, on a une coloration orange.

Le permanganate de potasse est réduit même à froid.

Avec l'acide picrique, les alcalis, l'acétate neutre de plomb, le chlorure de platine, le perchlorure de fer, le ferrocyanure de potassium, le bichromate de potasse, le nitrate d'argent, l'acétate de cuivre, le bichlorure de mercure, l'iodure de potassium, le nitrate d'urane, le sulfocyanure de potassium, le chlorure d'étain, l'acide tartrique, l'acide acétique : aucune réaction.

Séparation des divers glucosides. — Vulpius, Kobert, Junka, ont observé qu'il existait plusieurs glucosides. Nous allons faire connaître les méthodes de séparation.

Lorsque l'on traite la condurangine brute ou plutôt celle qui vient d'être préparée, par de l'éther en lixiviation, on sépare un glucoside résineux, qui se trouve parmi les glucosides solubles dans l'eau et qui est soluble dans l'éther et n'est plus soluble dans l'eau et qui présente les réactions glucosidiques (Kobert). Nous l'appellerons *glucoside* α.

Lorsque l'on dissout 2 grammes de condurangine dans 100 grammes d'eau et que l'on chauffe, il y a coagulation de la condurangine ; mais si l'on chauffe à 100 degrés pendant plusieurs heures, il reste en solution une partie qui est de 466 milligrammes, soit 23,31 pour 100 (Junka).

Si, la liqueur étant chaude, nous filtrons, nous obtiendrons la condurangine β, en traitant par le chloroforme le résidu resté sur le filtre et évaporant le chloroforme. C'est la condurangine type qui est en proportion de 76,69 pour 100 de la condurangine soluble dans l'eau.

Nous obtiendrons la condurangine γ en précipitant la liqueur filtrée par le chlorure de sodium en solution concentrée; on recueille le précipité sur un filtre, on le sèche après l'avoir lavé à l'eau salée et on le sépare par le chloroforme. La proportion est de 23,31 pour 100. Dans la condurangine soluble dans l'eau, se trouvent donc deux corps : la condurangine β et la condurangine γ, qui ne se comportent pas de la même façon, et nous verrons plus loin que, avec les acides minéraux, ils donnent une quantité différente de glucose.

Junka a retiré la condurangine δ, glucoside résineux, de l'extrait alcoolique de condurangine, en le traitant par l'acide sulfurique concentré, où elle se dissout. Elle est soluble dans l'acide azotique; une ébullition avec les alcalis la rend insoluble dans les acides. Ce corps doit être considéré comme un glucoside résineux se combinant aux alcalis et précipité par les acides, se comportant comme un acide résineux, bien qu'il n'ait pas de réactions acides.

J'ai isolé une dernière condurangine, que j'appellerai ε, que je retire de la résine même du condurango. La résine, extraite par l'éther de pétrole ou la benzine (corps dans lesquels toutes les condurangines déjà décrites sont insolubles), est saponifiée à fond par la potasse; ce savon résineux est décomposé rapidement à froid par un acide organique, acide acétique ou tartrique en solution; on agite vivement et on filtre rapidement pour recueillir la résine acide sur un filtre mouillé. On ajoute de suite une solution d'acétate neutre de plomb, qui précipite la condurangine ε à l'état de composé plombique; on recueille ce précipité dans de l'alcool bouillant, on fait passer de l'hydrogène sulfuré à refus, on filtre et on évapore l'alcool pour obtenir la condurangine ε.

Dédoublements. — En faisant agir les acides minéraux dilués sur la condurangine, on opère un dédoublement, comme dans tous les glucosides. Le dédoublement se fait en glucose et en un corps que j'appelle *condurangétine*, dont nous ferons l'étude plus loin.

Disons d'abord que le glucose ne préexiste pas dans la plante.

Conduragine β. — On opère le dédoublement en mettant en contact une solution de 2 pour 100 de glucoside β avec une solution de 1 pour 100 d'acide sulfurique, et maintenant le mélange pendant cinq heures dans de l'eau chaude; le mélange étant dans un verre de Bohême recouvert d'un verre de montre.

Toute la solution se change d'abord en une masse gélatineuse entièrement compacte, qui, par ébullition prolongée, se fluidifie à nouveau pour se séparer en un corps résineux. Pour faciliter la séparation, on doit agiter vivement et souvent avec une baguette de verre. La solution prend toujours une teinte brune. Quand on a fait bouillir pendant cinq heures, on arrête et on laisse refroidir, on filtre sur un filtre mouillé pour séparer la résine formée, qu'on lave à l'eau distillée, on neutralise avec une solution de potasse, on prend un volume déterminé de liquide, qu'on dose à la liqueur de Fehling. L'analyse a donné 13,15 pour 100 de glucose dans la condurangine β en faisant abstraction de l'eau et des cendres.

Pour contrôler, j'ai refait deux analyses dans les mêmes conditions, et j'ai trouvé 13,18 pour 100 de glucose et 13 pour 100 de glucose. En prenant 1 et demi pour 100 d'acide sulfurique et faisant bouillir pendant six heures, on trouve 13,49 de glucose.

La moyenne est 14 pour 100 de glucose.

Le glucose produit est infermentescible.

Condurangine γ. — Cette condurangine, qui se tient en solution dans l'eau, même à 100 degrés, est traitée de la même façon, et on trouve 19,85 pour 100 de glucose. Dans une deuxième opération, j'ai trouvé 20 pour 100 de glucose.

Condurangine α. — Cette condurangine résineuse, traitée par 1, 2 ou 3 pour 100 d'acide sulfurique dans les mêmes conditions que les précédentes, a donné en moyenne 25 pour 100 de glucose.

La condurangine δ contient 2,5 pour 100, et la condurangine ε, 11,80 pour 100 de glucose.

Réactions toxicologiques. — L'acide sulfurique concentré dissout la condurangine en se colorant en rouge foncé; la solution passe au vert si l'on ajoute du bichromate de potasse.

L'acide nitrique fumant dissout la condurangine en prenant une couleur jaunâtre qui devient successivement rouge, rouge foncé et enfin violette; la solution devient verte par l'addition de bichromate de potasse.

L'acide nitrique concentré dissout la condurangine en se colorant en jaune.

L'acide chlorhydrique concentré dissout la condurangine en se colorant en vert pâle; si l'on chauffe, la solution passe au vert foncé; pas de changement par l'addition de bichromate de potasse.

La condurangine en solution aqueuse est colorée en jaune par la soude.

En traitant une solution étendue par l'acide chlorhydrique, en chauffant, et ajoutant de la liqueur de Fehling, on obtient la réaction caractéristique de la glycose.

Condurangétine. — Quel que soit le glucoside condurangine employé, par le dédoublement, on obtient une quantité de glucose variable d'une condurangine à l'autre; mais le terme de la réaction donne un résidu résineux semblable pour toutes les variétés de condurangine. On l'obtient après ébullition avec l'acide sulfurique dilué et filtrant la solution. Ce corps reste sur le filtre ; on le lave à l'eau, puis on le dissout dans l'alcool ; on chauffe au bain-marie pour évaporer l'alcool, puis à l'étuve à 100-105 degrés pendant de longues heures, pour chasser les dernières traces d'alcool.

Le produit que j'appelle *condurangétine*, représente de 60 à 62 pour 100 du glucoside employé.

C'est un corps d'aspect résineux, de couleur rouge brun, soluble dans l'alcool, l'éther et le chloroforme, insoluble dans l'eau et la benzine, soluble en très petite proportion dans les alcalis à chaud.

Analyses élémentaires. — Condurangine α, soluble dans l'éther. Composition :

	C	H	O
I	64,91	8,33	26,76
II	64,91	8,48	26,61
III	64,41	8,20	26,39
Moyenne	64,74	8,33	26,73

Formule : $C^{16}H^{30}O^{6}$

Condurangine β, soluble dans l'eau et coagulable. Composition :

	C	H	O
I	60,07	7,95	31,98
II	61,14	7,80	31,06
III	62,74	8,01	29,25
Moyenne	61,97	7,92	30,11
Formule : $C^{16}H^{12}O^{6}$			
Théorie	61,54	7,69	30,87

Condurangine γ, soluble dans l'eau et incoagulable. Mêmes résultats d'analyse. Même composition que la condurangine β.

Condurangine ε, retirée de la résine (rendement, 7,2 pour 100 sur la résine et 0,36 pour 100 de plante). Composition :

	C	H	O
I	62,46	8,51	29,93
II	62,24	8,25	29,51
Moyenne	62,35	8,38	29,36
Formule : $C^{48}H^{36}O^{18} = (C^{16}H^{12}O^{6})^{3}$			
Théorie	62,08	8,23	29,69

Condurangétine. Composition :

	C	H	O
I	51,75	6,70	41,55
II	51,70	6,50	41,80
III	51,80	6,80	41,40
Théorie	51,73	6,71	41,56

Formule : $C^{104}H^{84}O^{62} = (C^{16}H^{12}O^{6})^{n} - C^{2}H^{12}O^{12} + mHO$

Propriétés thérapeutiques. — Suivant les indications données par le condor, les naturels emploient le condurango contre la morsure du serpent.

On a essayé la plante contre le cancer et on a eu de brillants succès suivant des auteurs, et échec complet suivant d'autres.

Mode d'emploi. — La meilleure préparation à employer comme alexitère interne et externe est la teinture.

Pour le lavage de la plaie occasionnée par la morsure du serpent, on peut employer avec avantage du vin aromatique de condurango.

Chiococca anguifuga Mart.

Plante de la famille des Rubiacées.

Synonymie. — *Cainca, Icipo-payé, Yerba de la Cruz, Chiococca racemosa* L., *Bejuco del hechicero, Cainana, Liana del Brujo, Liane de sorcier, Branda, Raiz preta.*

Habitat. — Guyane française, Pérou, Paraguay, République Argentine (Missions), Cuba, Brésil, Provinces de Bahia et de Minas-Geraes, Guadeloupe.

Description botanique. — Arbrisseau de 2 à 3 mètres de haut, à feuilles opposées, stipulées, ovales, acuminées, d'un vert clair. Les fleurs, hermaphrodites, régulières, sont disposées en grappes paniculées, axillaires, d'un blanc jaunâtre; calice à cinq dents. Corolle campanuliforme à tube obconique, à cinq lobes aigus, cinq étamines incluses, libres. Ovaire infère à deux loges uniovulées. Style enserte, claviforme. Le fruit est une drupe d'une blancheur remarquable (d'où son nom tiré du grec), couronnée au sommet par les dents du calice, à chair peu abondante, à deux noyaux chartacés, monospermes, recouvrant chacun une graine à albumen cartilagineux.

Partie employée. — La racine.

Description de la drogue. — La racine du cainca est rameuse, composée de radicules cylindriques longues de 35 centimètres et plus, et dont la grosseur varie depuis celle d'une plume jusqu'à celle du doigt. Elle est formée d'une écorce brunâtre peu épaisse, entourant un corps ligneux blanchâtre, qui forme à lui seul presque toute la masse de la racine et dont la cassure paraît criblée de trous, quand on l'examine à la loupe. L'écorce offre souvent, de distance en distance, des fissures transversales et se sépare assez facilement du bois. A cet égard, le cainca se rapproche de l'ipéca gris, et même quelques-unes de ses plus petites racines ont pu se trouver mêlées à l'ipéca annelé majeur, auquel elles ressemblent beaucoup. Le caractère le plus saillant de la racine de cainca consiste dans des nervures très apparentes qui parcourent longitudinalement ses gros rameaux et qui sont formées à l'intérieur d'un méditullium ligneux entouré de son écorce, confondue avec celle du rameau, de sorte que l'on dirait des radicules décurrentes qui se sont soudées par approche avec le tronc principal. En masse, la racine de cainca offre une odeur assez marquée, analogue à celle du jalap. Quant à la saveur, l'écorce en a une très amère et âcre fort désagréable, auprès de laquelle le bois paraît insipide. C'est donc dans l'écorce de la racine que résident les propriétés médicinales de cette racine.

Anatomie. — La couche corticale montre les tissus suivants : quelques rangées de cellules subéreuses formant la zone la plus extérieure ; au-dessous, un parenchyme de cellules étendues dans le sens tangentiel, mêlées vers sa limite interne de cellules pierreuses épaisses ; enfin la zone interne ou libérienne parcourue de rayons médullaires à cellules cubiques, et formée d'un tissu de cellules étendues dans le sens de l'axe, irrégulièrement carrées ou sinueuses sur la coupe transversale, à parois assez épaisses pour remplir parfois toute la cavité de la cellule. Cette écorce est riche en fécule, qui remplit les cellules du parenchyme.

Le corps ligneux montre de minces rayons médullaires analogues par leur structure à ceux des couches corticales. Le tissu du bois lui-même est formé d'un parenchyme de cellules fibreuses, étendues longitudinalement, à parois incrustées et poreuses, qui entourent des vaisseaux à gros diamètre. Il n'y a pas de moelle, sauf dans la partie supérieure des grosses racines.

Les côtes ligneuses longitudinales apposées aux racines ont la même structure qu'elles.

Action physiologique. — La racine encore fraîche, prise à l'intérieur, fait passer à l'état d'agitation extrême le malade qui, par suite de l'intoxication du venin du serpent était très abattu ; elle augmente la température du corps et la pression artérielle. Cette action est suivie de vomissements, d'évacuations alvines et de sueurs profuses.

Composition. — La racine de cainca a été analysée par Pelletier et Caventou : matière grasse, verte et odorante, matière colorante jaune, substance colorée visqueuse, acide caincique.

L'acide caincique est une matière très amère, âcre, inodore, non azotée, peu soluble dans l'eau et l'éther, soluble dans l'alcool ; ses solutions sont acides et neutralisent les alcalis. Il peut cristalliser en prismes inodores, en partie fusibles et décomposables, en parties volatils. Ils lui ont donné la formule : $C^{32}H^{26}O^{14}$.

D'après Rochleder et Hlasivetz, ce principe amer est un glucoside, la caincine, ayant pour formule $C^{40}H^{64}O^{18}$; elle se sublime. La caincine se dédouble, en présence des acides dilués et à ébullition, en glucose et en caincétine, matière gélatineuse ayant pour formule $C^{22}H^{34}O^{3}$. La caincétine, traitée à son tour par la potasse en fusion, se transforme en caincogénine et en butyrate de potasse.

Quelques auteurs ont trouvé de l'émétine; mais nous avons signalé la falsification du cainca par les ipécas gris ou annelé majeur.

Étude chimique et analyse du cainca. — La racine, grossièrement pulvérisée, est mise en macération à plusieurs reprises dans de l'alcool à 90 degrés. Ayant distillé les trois quarts de l'alcool, on évapore à une douce chaleur le liquide résidu. Il se forme, à siccité, une masse poisseuse que l'on traite par l'eau distillée. En filtrant, on sépare une matière floconneuse brun jaunâtre, aromatique, de nature grasse, que l'on dépouille de son amertume par plusieurs ébullitions dans l'eau et qu'on purifie par dissolution dans l'éther. Cette matière grasse, d'une belle couleur verte, a toute l'odeur vireuse de la racine. L'éther laisse indissoute une matière pulvérulente, grenue, insipide, de couleur fauve et soluble dans l'alcool. Les liqueurs aqueuses de l'opération précédente retiennent tout le principe amer de la racine. Elles rougissent le papier de tournesol, ne précipitent pas par l'ammoniaque; elles se troublent par le carbonate de soude, se précipitent par les acides et la teinture de noix de galle. On précipite la liqueur par le sous-acétate de plomb. Le précipité est abondant, la liqueur devient incolore et insipide. On le lave à l'eau bouillante, puis à l'eau distillée, jusqu'à ce que la liqueur ne précipite plus par l'acide sulfurique. Le liquide des lavages, réuni au premier liquide, reçoit un courant d'hydrogène sulfuré; on filtre, on évapore et on ne retrouve que de l'acétate de chaux qui cristallise. Le précipité plombique est délayé dans de l'eau distillée et traité par de l'hydrogène sulfuré. On filtre; la liqueur filtrée est jaune et très peu amère, tandis que le sulfure de plomb est très amer; on l'épuise par de l'alcool bouillant, les liqueurs alcooliques sont réunies, évaporées au tiers, et le résidu se prend en masse cristallisée, aiguillée, jaunâtre, qui, redissoute dans l'alcool avec addition de charbon, est pure. Ce corps, ainsi obtenu, est la caincine.

Description et réactions. — La caincine se présente sous la forme de petites aiguilles déliées, groupées comme celles du chlorhydrate de morphine, inodores, saveur d'abord nulle, puis âcre et amère. Elle n'est ni efflorescente ni déliquescente. Chauffée, une partie charbonne et l'autre sublime en petits cristaux. Soluble dans 600 parties d'eau, dans 600 parties d'éther, très soluble dans l'alcool. Elle rougit le papier de tournesol, ce qui l'a fait appeler *acide caincique* par Pelletier et Caventou. L'acide chlorhydrique la dissout et la dédouble en une solution et une masse gélatineuse en flocons translucides blancs, non amers. L'acide acétique n'agit en rien. Dans la solution qui reste dans le dédoublement par les acides minéraux; on retrouve le glucose, ce qui démontre la fonction glucosidique de la caincine. La caincine se combine à l'ammoniaque, l'eau de chaux, l'eau de baryte pour former des composés incristallisables, solubles dans l'alcool, très amers, et dont les acides séparent le principe amer.

Préparation de la caïncine. — On épuise la racine en décoctions aqueuses, que l'on réunit, que l'on concentre et précipite par le sous-acétate de plomb. Le précipité, bien lavé et encore humide, est soumis à l'action de l'alcool bouillant dans lequel on a versé de l'acide sulfurique. Celui-ci précipite le plomb, tandis que l'alcool dissout la caincine, que l'on obtient cristallisée en laissant évaporer l'alcool.

Un autre procédé consiste à verser goutte à goutte de l'acide chlorhydrique dans la décoction de racine de cainca ; elle se dépose lentement pendant plusieurs jours en petits cristaux ; mais elle est très colorée en jaune et il faut la purifier.

La caincine a pour formule : $C^{80}H^{64}O^{36}$.

Presque insoluble dans l'eau, soluble dans l'alcool bouillant.

Caincétine. — La caincine, sous l'influence des acides, se dédouble facilement en un nouveau glucoside gélatineux, la caincétine :

$$C^{80}H^{64}O^{36} = C^{44}H^{34}O^{6} - (C^{12}H^{12}O^{12})^{3} - 6\,(HO).$$

La caincétine est soluble partiellement dans l'eau, insoluble dans l'éther et le chloroforme, très soluble dans l'acétone et l'aldéhyde.

Propriétés thérapeutiques. — Au Brésil, on emploie la racine de cainca contre la morsure d'un serpent très dangereux, le cainana, d'où le nom de la plante, *cainana*.

D'après le docteur D. Parodi, la poudre de racine est appliquée sur la morsure, et, à l'intérieur, on prend la décoction. Il est considéré comme un antidote sérieux végétal contre le venin mortel des cérastes et des vipères.

Martius considère la racine comme très efficace contre la morsure des vipères. Le cainca a été employé de tout temps au Brésil contre la morsure des serpents les plus dangereux. Les Indiens l'emploient comme alexitère, comme alexipharmaque et pour conjurer le sort.

Il a été introduit en Europe par le médecin russe Langsdorff.

M. François l'a préconisé en France comme un spécifique des hydropisies essentielles et symptomatiques.

M. Faucher dit qu'il détermine des évacuations légères, et qu'il est tonique.

A la Guadeloupe, on s'en sert contre la syphilis et les rhumatismes. La poudre est employée comme styptique sur les ulcères. On l'a aussi employée contre les maux d'yeux.

Mode d'emploi et doses. — Décoction à la dose de 8 grammes dans 1 litre d'eau ; poudre à la dose de 2 grammes. On emploie aussi la teinture et un sirop.

Caincine à la dose de 20 à 30 centigrammes.

Cédron, *Simaba Cedron* Pl.

Plante de la famille des Simaroubées.

Synonymie. — *Simaba Guyanensis* Aublet, *Quassia Cedron* H. Bail., *Swingera amara* Wild, *Simabe de la Guyane*, *Calunga*, *Paraiba*.

Habitat. — Colombie (rive de la Magdalena), San-Salvador (sur la côte), Costa-Rica (sur la côte occidentale), Guyane, Venezuela, Brésil et Pérou.

Caractères botaniques. — Arbre de 8 à 9 mètres de haut et de 25 centimètres de diamètre; tiges dressées de 2 à 3 mètres. Feuilles alternes larges, composées de trois à sept folioles opposées, ovales oblongues, échancrées, obliques, sessiles, inégales. Les feuilles sont glabres, luisantes, et ont 60 centimètres de long; les folioles ont de 10 à 15 centimètres de long. Le pétiole commun est cylindrique et terminé par une foliole; il a 60 centimètres de long et est recouvert de poils veloutés de couleur rouge. Les fleurs blanches, portées sur de courts pédoncules et munies de bractées écailleuses, sont disposées en grappes axillaires. Le calice, en forme de cupule, a cinq petites dents; il est petit, recouvert de duvet jaune. Corolle à cinq pétales, quelquefois six, élargis à la base et beaucoup plus longs que le calice, de couleur brun pâle, velouté extérieurement. Étamines au nombre de dix, à filets tubulés, velus à la base. Ovaires à cinq loges uniovulées; il est surmonté d'un style simple terminé par un stigmate à cinq divisions. Le fruit, qui est très grand, se compose de cinq carpelles coriaces, monospermes, ovoïdes, jaunâtres, soudés à la base et insérés sur un disque charnu. Les graines sont très volumineuses, pendantes, recouvertes d'une membrane, avec une chalaze distincte; cotylédons très grands et blancs.

Genre. — Le cédron est un genre particulier de la famille des Simaroubées, déterminé par Lindley et H. Baillon dans le genre *Quassia;* car il contient une grande quantité de substance amère identique à la quassine. Mais on doit à M. Planchon l'établissement définitif du genre *Simaba*. Dans le Brésil, on appelle *cédron* le fruit du *Simaba ferruginea* Saint-Hill. Dans d'autres régions, on appelle aussi *cédron* le fruit du *Simaba Waldavia*. Ces deux espèces ne le cèdent en rien, par leurs propriétés curatives, à l'espèce *Simaba Cedron* Planch.

Floraison. — La floraison a lieu en juin.

Partie employée. — Le cotylédon de la graine.

Histoire et récolte. — Le cédron a été mentionné à cause de ses propriétés dans l'*Histoire des boucaniers* par Alexandre-Olivier Œxmelin, en 1668.

La plante a été mentionnée par Lindley en 1699. Le docteur Luigi Rotinelli, qui a habité l'Amérique du Sud, a relaté, en 1846, l'action spécifique du Cédron contre la morsure des serpents venimeux et les fièvres intermittentes. La même année, Purke et Hooker regardaient, comme spécifique du venin des serpents, le cédron, qui atteignait le prix d'un réal le cotylédon. En 1850, Jomard, de l'Académie des sciences, présentait des graines de cédron, qui lui venaient de M. Herian, chargé d'affaires de Costa-Rica à Paris. En 1851, Hooker écrivait une notice sur la plante. En même temps, M. Saillard, de Besançon, rapportait d'Amérique un lot important de noix de cédron, destinées à des études scientifiques, et enfin M. Lévy rapportait toutes les parties de la plante sèche et un pied vivant soumis à la culture en France.

Action physiologique. — A hautes doses, c'est-à-dire au delà de 2 grammes, le cédron occasionne des nausées, des vomissements et de la diarrhée.

M. Dujardin-Beaumetz a constaté que la cédrine, à la dose de 4 milligrammes en injection hypodermique, produit des vertiges sur l'homme. Il en faut environ 1 centigramme pour tuer un lapin de 2 kilogrammes.

Description de la drogue. — On trouve dans le commerce tantôt la graine entière, tantôt les cotylédons isolés ; ils sont longs de 3 à 4 centimètres et larges de 2 centimètres, d'une forme elliptique, un peu courbés, convexes du côté extérieur, aplatis du côté interne avec une petite cicatrice près du sommet. Cette cicatrice semi-circulaire de 2 millimètres de diamètre correspond, d'après Vogl, au point d'insertion de la radicule, qui s'est résorbée. Les cotylédons, par la dessiccation, deviennent jaune foncé, noirâtres à l'extérieur, lisses sur la face plane et rugueux sur la face convexe. A l'intérieur, ils sont amylacés avec une apparence grise. Ils possèdent une forte saveur amère. Ils sont, en général, percés bout à bout à la partie supérieure par un trou, qui, d'après M. Baillon, permet de passer une ficelle qui sert à suspendre le cotylédon au cou des Indiens pour leur servir d'amulettes. C'est un cotylédon isolé qui porte le nom de *noix de cédron.*

Anatomie. — Dans la coupe transversale, on trouve du côté convexe cinq à six paquets de vaisseaux lâches, et le reste du tissu est composé uniformément de cellules polyédriques qui apparaissent serrées les unes contre les autres et allongées tangentiellement. Elles contiennent des granulations ovoïdes ou complètement rondes. On trouve des traces d'albumine en enlevant par lavage les parois des cellules.

Composition chimique. — La composition chimique du cédron est assez obscure. Lévy a retiré une substance cristallisable, amère, la cédrine. Alcaloïde suivant certains auteurs, renié comme tel par Tanret et Cloez. Ils ont retiré une matière amorphe, très amère, formant un vernis jaunâtre, soluble dans l'eau et dont les dissolutions, même étendues, ont une belle fluorescence vert jaunâtre. Elle possède à un très haut degré les propriétés du cédron.

Le catalogue de l'exposition du San-Salvador indique qu'on retire des semences une substance amère neutre, et, de l'écorce de l'arbre, un alcaloïde semblable à la quinine chimiquement et physiologiquement.

Lévy (1851) soumet le fruit pulvérisé à des traitements successifs par l'éther et l'alcool.

L'éther en extrait une matière grasse, neutre, cristallisée, presque insoluble dans l'alcool froid. Le résidu, épuisé par l'éther, cède à l'alcool une substance cristallisable que Lévy appelle *cédrine*.

Peu soluble dans l'eau froide, soluble dans l'eau bouillante et dans l'alcool, cristallise de ses dissolutions en aiguilles soyeuses. Elle est neutre au tournesol. La saveur est comparable à celle de la strychnine et plus persistante. Lévy n'a pas essayé ses combinaisons avec les acides, de sorte qu'il ignorait si elle possédait des propriétés alcalines bien définies.

Stanislas Martin (1852) fait l'analyse immédiate ; il trouve : matière butyreuse, cédrine, gomme, amidon, tannin, huile fixe, huile volatile, albumine.

La matière butyreuse est amère, brune, odorante ; elle fond à 34 degrés ; soluble dans l'éther, l'alcool, les huiles fixes et volatiles ; elle brûle avec production de fumée noire. La cédrine serait un alcaloïde, qu'il obtient en traitant par de l'eau distillée, aiguisée d'acide sulfurique, l'extrait alcoolique de cédron ; puis on procède comme pour la quinine. Il conclut que l'alcaloïde du cédron peut se combiner aux acides, former des sels cristallisés aussi amers que ceux de la strychnine.

Bouchardat a extrait une matière grasse neutre, presque insoluble dans l'alcool froid, que MM. Rabot et Reveil ont reconnue pour de la cholestérine, plus le principe amer ou cédrin, qui cristallise en aiguilles soyeuses et qui présente une saveur aussi amère et aussi forte que celle de la strychnine.

M. Tanret (1880) traite le cédron pulvérisé par de l'eau à 50 degrés. Il chauffe à ébullition pour coaguler l'albumine ; il filtre ; puis l'agite avec du chloroforme. On distille le chloroforme à siccité, et le résidu est traité par l'eau, et en évaporant la solution aqueuse, on obtient la cédrine sous forme de vernis jaunâtre amorphe.

M. Tanret trouve que la cédrine est très soluble dans l'eau, dans laquelle elle se ramollit avant de se dissoudre. Elle possède une superbe fluorescence vert jaunâtre en solution même étendue ; c'est même un caractère distinctif. Les alcalis diminuent son amertume sans la faire disparaître. Elle est neutre au tournesol. Le tannin et les réactifs des alcaloïdes forment des précipités dans ses solutions aqueuses, et, cependant, ajoute M. Tanret, pour se prononcer sur la nature des alcaloïdes, il faut les isoler en nature. Quant au procédé de M. S. Martin, M. Tanret trouve que le procédé qu'il a employé, analogue à celui de la quinine, devait décomposer le produit, attendu qu'il est altéré par les alcalis.

Formule : $C^{36}H^{48}O^{20} + 5HO$.

Dans l'analyse immédiate de la plante, j'ai trouvé :

Extrait éthéré........................	3,200	pour 100.
— alcoolique..................	6,475	—
Amidon..........................	29,800	—

PROPRIÉTÉS THÉRAPEUTIQUES.—Le cédron est considéré comme un alexitère de premier ordre. Sa réputation est très grande, comme ayant une action bienfaisante contre la morsure des serpents. Dans le Costa-Rica et dans le San-Salvador, il est très employé, et, pour cet usage, on prépare une boisson qui est préventive contre la morsure des serpents. Les Indiens prétendent que son odeur suffit pour éloigner les serpents venimeux, et ils en portent toujours suspendu à leur cou.

A la Nouvelle-Grenade, il est fort employé comme alexitère, et le docteur Saffroy, dans ce pays, et le docteur Bousseau, en France, ont obtenu des cures dans des cas désespérés.

Les Européens l'emploient aussi contre la piqûre des insectes venimeux, des scorpions et des araignées.

Le cédron est, en outre, stomachique, antispasmodique, antipériodique et fébrifuge, employé dans les malaises et les dyspepsies. Du Coignard loue son action fébrifuge, qu'il a observée étant à la Nouvelle-Grenade; mais son action n'est pas aussi certaine que celle de la quinine. Il constate aussi que c'est un excellent remède contre les désordres de l'estomac.

Le cédron a été préconisé contre la rage.

W. Hooker dit que c'est une plante précieuse comme tonique amer. D'après le docteur Guier, de Costa-Rica, le cédron lui aurait rendu de signalés services contre le choléra, les coliques et les névralgies faciales. Le docteur Thomson l'a administré avec succès contre la goutte. Le docteur Purple, de New-York, a constaté ses bons effets dans les fièvres intermittentes. Rayer affirme son efficacité dans les fièvres intermittentes à la dose de 50 centigrammes à 1 gramme par jour; à dose plus élevée, il occasionne des nausées et de la diarrhée. Soubeiran nie ses propriétés alexitères. Le docteur Jomard, qui a séjourné longtemps à Costa-Rica, dit que 25 à 30 centigrammes de poudre de cédron, délayés dans une cuillerée d'eau-de-vie, sont donnés d'abord à l'intérieur au malade. On imprègne d'eau-de-vie une bande que l'on saupoudre de poudre de cédron et on l'applique sur la morsure, et, de temps en temps, on imbibe d'eau-de-vie. Ce remède a toujours amené la guérison.

Il a guéri, de plus, des fièvres intermittentes rebelles à toute espèce de traitement (quinine et arsenic).

Enfin, il est notoire que le cédron, qui réussit contre la morsure du cobra, du naja, du serpent corail, réussit beaucoup moins contre la morsure du crotale.

Mode d'emploi et doses. — Comme alexitère, une noix pulvérisée dans 50 grammes de vin blanc, à prendre en une seule fois, avec le marc. Usage externe, lavage de la plaie avec une macération d'une noix pulvérisée dans 10 grammes d'alcool.

Comme fébrifuge : extrait fluide, de 25 centigrammes à 1 gramme, toutes les quatre heures ; poudre de graine, de 20 centigrammes à 1g,50.

Franciscea uniflora Pohl.

Plante de la famille des Scrofulariacées.

Synonymie. — *Brunfelsa uniflora* L., *Manaca*, *Jasmin du Paraguay*.

Habitat. — Brésil et Paraguay, Martinique.

Caractères botaniques. — Arbre de quelques mètres de haut. Tige lisse et brune. Feuilles brièvement pétiolées alternes, oblongues, acuminées, ondulées. Fleurs solitaires et terminales, à odeur pénétrante. Calice à cinq divisions; corolle irrégulière à quatre étamines didynames libres; ovaire libre à deux loges multiovulées. Baies de la grosseur d'une baie de genièvre. La plante entière a une saveur amère.

Anatomie. — L'échantillon de ce végétal présente, sur une coupe transversale : extérieurement, un suber (*s*) exfolié en certains endroits. Ce suber comporte peu d'assises; celles qui sont extérieures sont fortement tassées. Le parenchyme cortical qui vient au-dessous (*p. c.*) est composé de cellules à parois minces étirées tangentiellement; on y trouve

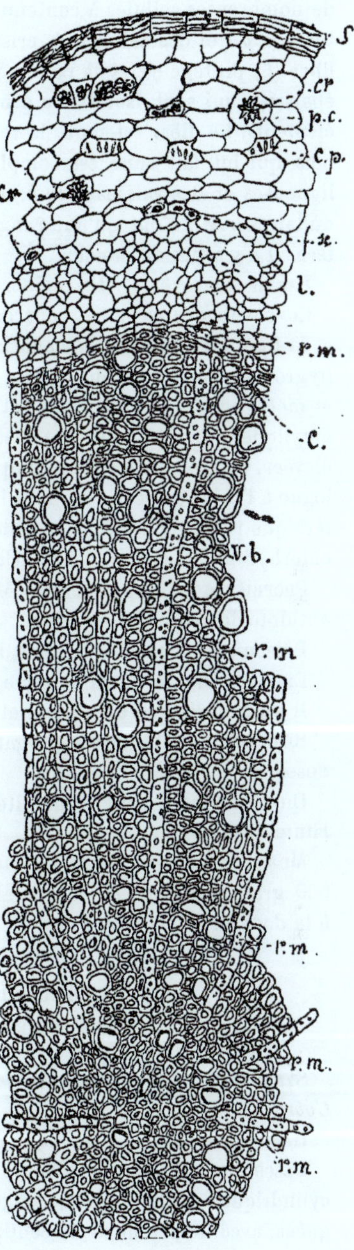

Manaca.

de nombreuses cellules à contenu granuleux brunâtre, des cellules ponctuées (*c.p.*) et des cellules à cristaux (*cr*). Sous le parenchyme vient le liber (*l*), protégé çà et là par quelques fibres sclérifiées (*f.sc.*) fortement épaissies, qui sont isolées ou groupées en petits amas de deux à quatre éléments. Le liber est mou, la zone cambiale (*c*) est peu développée. Le bois qui lui fait suite est complètement sclérifié et présente des fibres ligneuses et des vaisseaux (*v.b.*) de petites dimensions. Les rayons médullaires (*r.m.*) n'ont qu'une rangée de petites cellules à contenu amylifère. Il n'y a pas de moelle.

Partie employée. — La racine.

Composition chimique. — Lenardson, de Dorpat, a trouvé, dans la racine et la tige, un alcaloïde, la manacine. Formule : $C^{15}H^{23}Az^{4}O^{5}$. Poudre jaune, hygrométrique, de saveur amère, soluble dans l'eau, les alcools éthylique et méthylique, insoluble dans l'éther, la benzine, le chloroforme, l'alcool amylique. Les solutions sont instables ; cet alcaloïde est toxique à doses élevées. On trouve encore un composé fluorescent, l'acide manacique, analogue à l'acide gelsémique, dont il présente toutes les réactions ou ne diffère que parce qu'il n'est pas dédoublé en sucre par les alcalis et l'acide chlorhydrique, comme l'acide gelsémique.

Propriétés thérapeutiques. — Martius le recommande, au Brésil, comme antidote du venin des serpents.

Poison narcotico-âcre à fortes doses.

Excitant énergique du système lymphatique.

Il est sudorifique, diurétique et antisyphilitique.

Résolutif à petites doses, purgatif et évacuant, il devient abortif à hautes doses.

On l'emploie aussi comme altérant très utile dans le traitement des rhumatismes.

Mode d'emploi et doses. — Décoction : 15 grammes de racine dans 500 grammes d'eau, dose journalière. Poudre employée comme purgatif à la dose de 30 centigrammes à 1 gramme.

Clematis brasiliensis D. C.

Plante de la famille des Renonculacées.

Synonymie. — *Tuya rendibo*, *Bejuco*, *Clematis Hilarii* Spr., *Aldea das Cobras*.

Habitat. — Brésil, république Argentine (Missions, Cordoba, Salta).

Description botanique. — Plante polymorphe, à tige grimpante, rameuse, cylindrique, glabre, striée, rouge foncé. Feuilles impari-pennées, bijuguées, avec un pétiole de 10 centimètres de long, devenant graduellement plus petites en montant ; à la partie supérieure souvent elles sont trifoliées; les folioles sont pétiolées, allant par paire dans les feuilles pennées et placées à égale distance, environ de 5 à 6 centimètres de long et de 2 à 4 centimètres de large, ovales-lancéolées, arrondies à la base, aiguës au sommet et terminées par une pointe acérée, à trois nervures, glabres sur la face supérieure, recouvertes de poils sur la face inférieure et de duvet sur les nervures; le pétiole commun, le rachis et les pétioles particuliers sont convexes sur une face et plans de l'autre; ils sont pubescents et recouverts de poils rudes. Fleurs en panicules nombreuses, axillaires, pédonculées, devenant de plus en plus petites, un peu plus longues que les feuilles, ouvertes et disposées en pyramides. Les rameaux primaires sont opposés, avec des bractées à la base, striés, pubescents. Les bractées sont pédonculées, absolument semblables aux folioles, lancéolées, pubescentes. Le pédicule a 8 millimètres de long, droit et velu. Les fleurs sont dioïques ou polygames. Dans les fleurs mâles, les sépales sont obtus, oblongs, souvent convergents à la base et courbés. Pétales sépaloïdes. Étamines glabres, un peu plus courtes que les sépales. Pistil rudimentaire au centre de la fleur et glabre. Dans les fleurs femelles, les sépales sont semblables à ceux des fleurs mâles; étamines très nombreuses; ovaire oblong, sillonné; style long et glabre; stigmate glabre; fruit, capsule de 4 millimètres de long, ovale-oblongue, bordée, comprimée et pubescente. Au sommet de la capsule se trouve une élégante houppe courbe de 6 centimètres de long.

Variété. — *Clematis Hilarii* Spr. ou *minor* S. Hill. Feuilles, panicules et bractées plus petites que dans l'espèce précédente; toutes les petites bractées sont linéaires et pédonculées. Ovaire et capsule recouverts de sillons.

Propriétés thérapeutiques. — Préconisée par Martius comme alexitère et employée au Brésil et dans la république Argentine contre la morsure des serpents.

Hippocratea scandens Jacq.

Plante de la famille des Célastrinées, tribu des Hippocratées.

Synonymie. — *Bejuco, Béjuque, Bejuco grimpant, Amande des bois.*

Habitat. — Antilles, Guyane, Brésil, Haïti, Venezuela.

Caractères botaniques. — Sous-arbrisseau grimpant à rameaux contournés. Feuilles opposées, entières, stipulées, tombant rapidement, à pétiole articulé. Fleurs petites en panicule bifurquée; panicules axillaires, dont les pédicules ont à la base deux bractées; calice et corolle à cinq divisions; les sépales sont alternipétales, larges, ouverts et égaux. Le disque du calice, occupant le fond et entourant l'ovaire, s'étend entre les pétioles et les étamines. Étamines, au nombre de trois, à filaments aplanis, dilatés à la base, libres, infléchis. Anthères terminales uniloculaires, à déhiscence transversale ; style bref; ovaire à trois loges, contenant chacune de deux à six ovules. L'ovule, situé à l'angle interne des loges, est dressé et par paire. Le fruit est une capsule ; il y en a trois, un ou deux par avortement, attachés à la base, comprimés dans la longueur, uniloculaires et bivalves. Les graines, fixées à la base de la capsule, sont ailées, oblongues, comprimées, avec un raphé allant du hile à la pointe de la graine. L'embryon, situé au sommet de la graine, est comprimé. Radicule petite et infère. Cotylédons, grands, plans, dirigés vers le sommet de la graine.

Floraison. — Fleurit en novembre et décembre. Préfloraison imbriquée ainsi que la préfoliation.

Composition. — Mucilage, tannin, principe amer.

Propriétés thérapeutiques. — Usitée à la Guyane et au Brésil contre la morsure des serpents.

Très usitée à la Martinique pour paralyser le venin terrible du trigonocéphale (fer de lance).

Employé comme fébrifuge et expectorant.

Descourtilz lui accorde la propriété béchique et incisive.

Fevillea cordifolia L.

Plante de la famille des Cucurbitacées-Nandhirobées.

Synonymie. — *Nandhirobe à feuilles de lierre*, *Coucourout*, *Nandhiroba hederacea* Plum., *Nandhiroba*, *Liane contrepoison*, *Boîte à savonnette*, *Noix à serpent*, *Gandhiroba*, *Fèves de Saint-Ignace*, *Avila*.

Habitat. — Martinique, Guadeloupe, Pérou, Guyane, Brésil, Nouvelle-Grenade, Saint-Domingue.

Description botanique. — Arbrisseau de plusieurs mètres de hauteur, à tige grimpante, flexible, munie de vrilles simples et axillaires, et porte des feuilles alternes, pétiolées, cordées, acuminées, palmées, à trois ou cinq lobes, longues de 15 centimètres, larges de 10 centimètres, légèrement dentelées, charnues, luisantes et d'un vert sombre. Les fleurs sont petites, rouges, dioïques. Les fleurs mâles, courtement pédonculées et disposées en longues panicules rameuses, ont un calice campanulé à cinq divisions; une corolle à cinq pétales soudés à la base; dix étamines alternativement fertiles et stériles, à anthères didymes, un ovaire rudimentaire, surmonté de trois styles, dont la réunion constitue une sorte d'étoile qui ferme la gorge de la corolle. Les fleurs femelles, courtement pédonculées, solitaires à l'aisselle des feuilles, ont un calice à tube adhérent et à limbe partagé en cinq divisions; une corolle à cinq pétioles oblongs, alternant avec cinq appendices, qui semblent être des étamines avortées; ovaire infère, trigone, à trois loges biovulées, surmontées de trois styles terminés

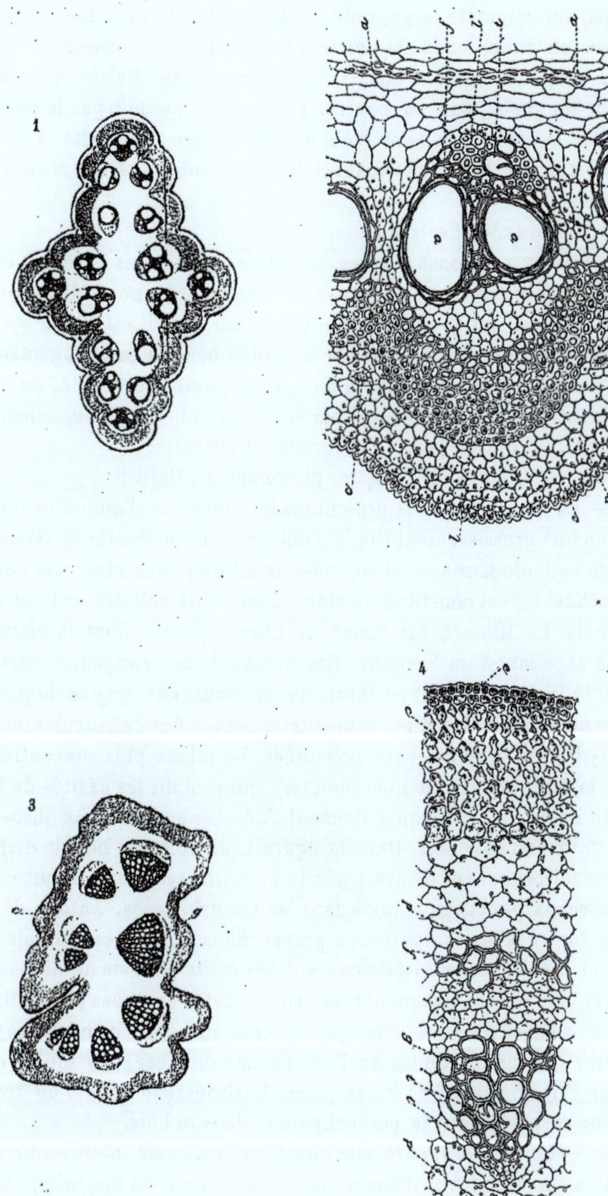

Nandhiroba hederacea.

chacun par un stigmate large, obtus et bifide. Le fruit est une péponide globuleuse, charnue, de 15 centimètres de diamètre, à enveloppe verte, ligneuse, cassante, comme chagrinée, assez épaisse, divisée, vers le milieu de sa longueur, par un bourrelet circulaire, produit par le calice et qui marque la section suivant laquelle elle s'ouvre à maturité (d'où son nom, *boîte à savonnette*). L'intérieur est divisé en trois loges, qui renferment deux graines.

Partie employée. — Les semences.

Description de la drogue. — Les semences sont larges de 5 à 6 centimètres, irrégulièrement lenticulaires et amincies sur les bords. L'épisperme est épais, coriace, uni et comme velouté à la surface; il est d'une couleur fauve ordinairement plus foncée à la circonférence, où ce changement de couleur simule une marge, qui n'est pas distincte, en réalité, du reste du tégument. L'amande, formée par les deux lobes cotylédonaires, est plate, jaunâtre, huileuse, amère et fortement purgative.

Anatomie. — (D'après M. Fougère, pharmacien à Haïti.)

Tige. — La tige, dont nous présentons la coupe vue d'ensemble (fig. 1) et vue à un fort grossissement (fig. 2), nous montre un épiderme (*e*) recouvert d'une cuticule jaunâtre et composé de cellules tabulaires. Le parenchyme cortical (*p*) est constitué de cinq rangées de cellules ordinaires à chlorophylle. Le liber (*l*) est formé de fibres épaisses dont le diamètre augmente en allant vers le centre. Ces fibres, de couleur jaune, serrées, réfractent la lumière et sont en forme de croissant, aux angles duquel on trouve un amas de cellules pierreuses (*c*) montant des canalicules et des stries d'hydratation, et qui sont ponctuées. En allant plus au centre, on trouve, à la face interne, du liber mou (*m*), qui remplit les cavités de l'arc fibreux du liber (*l*) et sur lequel viennent s'adosser les faisceaux fibro-vasculaires qui forment le bois. Dans la figure 1, on voit très bien la disposition de ces faisceaux. On trouve après le bois, qui est composé surtout de larges vaisseaux ponctués, comme dans les Cucurbitacées. Autour de ces vaisseaux sont des fibres, les unes à parois minces, d'autres à parois plus épaisses (*f*). Il existe aussi intérieurement des petits paquets de fibres libériennes (*l'*), au milieu desquelles se trouvent des trachées (*t*). Enfin, on trouve les cellules de la moelle, qui se continue sous forme de rayons médullaires jusqu'aux pointes de l'arc fibreux du liber; au milieu de la moelle, on voit une assise de fibres placée horizontalement (*a*); on trouve des canaux résineux dans le parenchyme et dans le bois.

Pétiole. — La coupe transversale du pétiole est assez intéressante pour être relatée. La coupe, vue d'ensemble (fig. 3), montre la disposition triangulaire des faisceaux libro-ligneux. Dans la figure 4, vue à un fort grossissement, nous y trouvons un épiderme formé d'une assise de cellules à paroi extérieure fort épaisse et remplies d'une matière colorante brune (*e*).

Au-dessous de l'épiderme, se trouve une couche très développée de collenchyme (*c*) caractéristique qui entoure tout l'ensemble du faisceau fibro-vasculaire; puis une couche de tissu cellulaire ordinaire entourant et séparant les faisceaux (*p*). Le faisceau fibro-vasculaire (*f. v.*), disposé en croissant, occupe tout le centre et se divise en neuf cohortes, par des rayons médullaires partis du tissu cellulaire ambiant; la cohorte principale (*g*) occupe le centre du pétiole. Ces faisceaux épanouis en éventail offrent une certaine quantité de trachées (*t*), dont les ouvertures, rondes et plus petites, se distinguent des autres vaisseaux.

Composition chimique. — Les semences contiennent (M. Fougère, d'Haïti) :

Huile fixe	51
Résine	8,5
Mucilage	22,5
Cellulose	6,9
Sucre	2,5
Principe amer	2,0
Cendres	3,41
Eau	3,19
	100,00

Les cendres contiennent :

Acide phosphorique	1,555
Alumine et fer	0,169
Silice	0,066
Chaux	0,296
Magnésie	0,320
Potasse	0,227
Soude	0,176

Propriétés thérapeutiques. — Les semences sont employées comme alexitères et même comme alexipharmaques. La graine, récemment récoltée et broyée avec de l'eau, est considérée, aux Antilles, comme l'antidote certain des morsures des serpents venimeux. R. Brown dit qu'elle neutralise complètement le venin des serpents. On l'emploie intérieurement et extérieurement dans ce cas. Elle est aussi le contrepoison des substances toxiques végétales, surtout le mancenillier. On s'en sert comme antidote dans l'empoisonnement par les spigélies, le manioc.

M. Drapiez en a obtenu de bons résultats dans des empoisonnements par la noix vomique, le *Rhus toxicodendron* et la ciguë. En raison de ses propriétés éminemment purgatives, elle peut, en effet, rendre service dans les empoisonnements, à la condition d'être administrée à temps.

Le nandhiroba est purgatif, fébrifuge, vermifuge et même vomitif.

C'est, en résumé, une des plantes rendant le plus de services dans la matière médicale américaine.

Contrayerba ou Contrayerva.

1° Dorstenia Brasiliensis Lam. et Mart.

Plante de la famille des Ulmacées, tribu des Morées.

Synonymie. — *Dorstenia caulescens, Caá-apia* de Marcgraff et Pison, *Taropè, Contrayerva officinal.*

Habitat. — Martinique, Guadeloupe, Corrientes, Pérou, Brésil, Haïti.

Description de la plante. — De la racine croissent trois ou quatre feuilles longuement pétiolées, cordées, ovales-obtuses, crénelées, et une ou deux hampes nues, qui supportent chacune un réceptacle orbiculaire garni de fleurs mâles et femelles mêlées; les premières ont deux étamines, et, dans les secondes, l'ovaire surmonté d'un style et de deux stigmates. Il succède à chacun un fruit monosperme logé dans l'épaisseur du réceptacle, qui s'est accru. Cette fructification ne diffère de celle du figuier que parce que, dans celui-ci, le réceptacle commun est globuleux et entièrement fermé, si ce n'est au sommet, tandis que le réceptacle des dorstenia est plan et élargi. Le fruit est une petite capsule bivalve et blanchâtre.

Partie employée. — La racine.

Description de la drogue. — La racine du *Dorstenia Brasiliensis* possède une odeur aromatique douce et agréable. Elle est de couleur fauve rougeâtre à l'extérieur et de couleur blanche à l'intérieur, d'une saveur peu marquée d'abord, mais qui acquiert de l'âcreté par une mastication un peu prolongée. Elle est composée d'un corps ovoïde terminé inférieurement par une queue recourbée, qui lui donne à peu près la figure d'un scorpion. Elle est garnie, en outre, de quelques radicules.

Composition chimique. — La tige a été analysée par Peckolt.

Humidité	526,800
Amidon	16,780
Dorsténine amorphe	0,515
Acide dorsténique	0,141
Huile grasse	11,241
Tannin	0,990
Acide gras	1,130
Matière cireuse	0,897
Albumine, gomme, matière colorante	22,485
Sels inorganiques	12,200
Cellulose, pertes	387,831
Sucre	18,990

La dorsténine est alcaline nettement. Elle est amorphe, jaune, amère, aromatique. Elle est soluble dans l'eau, l'alcool, le chloroforme, l'éther.

L'acide dorsténique est jaune, odeur aromatique, saveur piquante, amère et acide. Soluble dans l'eau, l'alcool, le chloroforme et l'ammoniaque.

J'ai trouvé, dans le contrayerba, du glucose et un glucoside en proportion extrêmement minime.

L'huile grasse est saponifiable, soluble dans l'éther, l'alcool absolu, le sulfure de carbone et l'alcool amylique ; peu soluble dans l'éther de pétrole. Transparente, jaune claire, se colore, avec l'acide sulfurique, en brun marron.

Propriétés physiologiques. — Diurétique, diaphorétique, puissant stimulant nerveux et sanguin ; émétique à hautes doses.

Propriétés thérapeutiques. — Selon le père Sigismund, la racine de *Dorstenia Brasiliensis* est un remède infaillible et le plus puissant contre la morsure des cérastes, aspics, vipères, de même que contre les venins d'autres animaux, scorpions, scolopendres, etc.

Au Brésil, on instille le suc dans les blessures produites par la dent des serpents. Pison dit que cette simple pratique suffit pour sauver de la mort les personnes atteintes, et souvent on leur fait prendre à l'intérieur de la décoction.

Le père Sigismund ajoute qu'il tient pour certain que tant que le corps humain sera imprégné de l'odeur du taropé, il ne sera mordu par aucun serpent venimeux. Le taropè est non seulement un antidote, mais un préservatif de la morsure des serpents.

Martius le recommande au Brésil comme alexitère.

Il est aussi efficace pour favoriser l'éruption de la rougeole et de la variole, pour combattre les fièvres malignes, l'atonie du tube gastro-intestinal et pour chasser le sang extravasé dans les cavités du ventre et de la poitrine.

De plus, il est emménagogue, fébrifuge. On l'emploie contre les affections gangréneuses, la fièvre typhoïde, la chlorose, la diarrhée chronique, la dysenterie et les fièvres intermittentes.

Mode d'emploi et doses. — Infusion, 10 grammes dans 1000 grammes d'eau ; poudre de 50 centigrammes à 4 grammes par jour ; teinture au cinquième, 4 grammes.

2° Dorstenia contrayerva L.

Synonymie. — *Racine de Drake*, *Dorstenia Houstoni*, *D. drakena*.

Habitat. — Antilles, Mexique, Guatémala, Pérou.

Caractères botaniques. — De la racine croissent environ deux feuilles grandes, pinnatifides, assez semblables à celles de la grande beice, et deux hampes florales portant un réceptacle à fleurs incisé ou lobé et à peu près carré.

Anatomie. — A la périphérie se trouve un suber peu développé (quelques assises seulement), et, en certains points, existent encore des lambeaux d'épiderme (*ep*) portant de petits poils coniques (*p*). Le parenchyme cortical (*p.c.*), qui s'étend au-dessous et forme des cellules polygonales irrégulières, renferme de petits granules d'un amidon arrondi et est sillonné par des laticifères anastomosés (*l. a.*), qui renferment un contenu formé de gouttelettes réfringentes, huileuses; ces gouttes sont rondes ou étirées. La dernière assise du parenchyme cortical forme l'endoderme (*end*), dont les caractères de plissement de la paroi sont peu visibles; cette assise renferme plus d'amidon en granules plus petites.

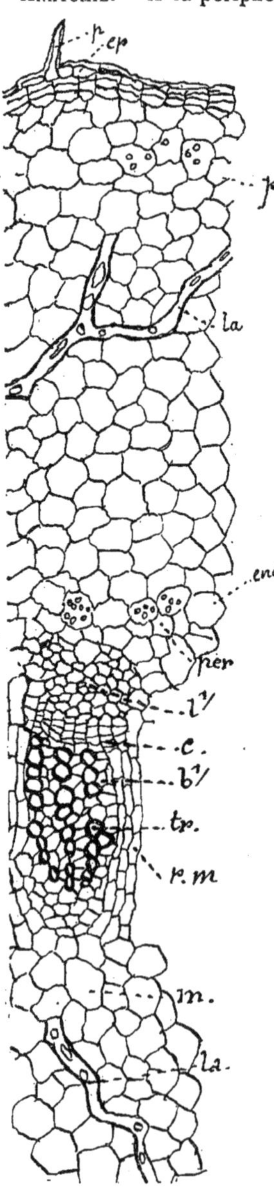

Contrayerva.

Au-dessous s'étend un péricycle (*per*) à cheval sur l'endoderme, qui commence le cylindre central. Dans la coupe que nous avons examinée, les faisceaux libéro-ligneux sont à l'état primaire; le liber (l^1) se compose de cellules molles, petites, irrégulières; il est séparé du bois par une zone cambiale, qui commence à entrer en action pour donner plus tard naissance à des formations secondaires. Le bois (b^1) est formé de parenchyme ligneux mou et de trachées reconnaissables à l'épaississement de leurs parois trabéculaires; ces trachées sont en files radiales.

Les rayons médullaires (*r.m.*) comprennent deux à trois rangées de cellules étirées radialement; ils séparent les faisceaux et vont se perdre dans la moelle (*m*). Cette dernière est formée de cellules polygonales molles, renfermant de l'amidon et sillonnée, comme le parenchyme cortical, par des laticifères.

Partie employée. — La racine.

Description de la drogue. — La racine est noirâtre au dehors, blanche en dedans, et porte çà et là des fibres menues, dont les plus grosses, dures et ligneuses, donnent naissance à d'autres nodosités semblables aux premières. Elle est inodore et douée d'une saveur un peu astringente d'abord, qui laisse dans la bouche une acrimonie légère et suave.

HISTORIQUE. — Le nom de *racine de Drake* provient du nom du botaniste Drake, qui l'a rapportée du Pérou. Elle a été décrite et figurée par Clusius dans son livre des *Plantes exotiques*. M. Bazire, en 1834, a rapporté du Guatémala cette racine désignée sous le nom de *contrayerva*.

PROPRIÉTÉS PHYSIOLOGIQUES. — Son action s'exerce sur les exhalants cutanés, et son action diaphorétique est telle qu'il provoque la sortie des exanthèmes.

PROPRIÉTÉS THÉRAPEUTIQUES. — C'est le père Plumier qui, le premier en France, a vanté le contrayerva du Mexique comme guérissant subitement la morsure des serpents, en lavant la plaie avec une décoction de la plante. On emploie, au Pérou et au Mexique, le contrayerva, encore maintenant, dans ce cas. Charles de Lécluse prétend que les feuilles sont vénéneuses et que la racine est le contrepoison.

Willis, Pringle et Huxham attribuent à la racine de Drake des propriétés souveraines contre les fièvres putrides et nerveuses.

Elle jouit d'une très grande réputation comme cordial, stomachique, excitant, diaphorétique et carminatif. Geoffroy lui accorde la propriété de hâter la circulation, d'agir sur l'estomac et sur l'intestin en activant leurs fonctions, de favoriser l'éruption des maladies cutanées ; aussi Huxham la recommandait dans certains cas de variole. Murray l'a conseillée dans l'angine gangréneuse. Elle est antiseptique et tonique.

MODE D'EMPLOI ET DOSES. — La racine s'emploie en poudre à la dose de 2 à 8 grammes; en décoction à la dose de 16 grammes pour 1 litre d'eau. Teinture au cinquième, à la dose de 2 à 4 grammes, et sirop, deux cuillerées à bouche par jour.

Zédoaire ronde.

Plante de la famille des Zengibéracées.

SYNONYMIE. — *Herbe à Kæmpfer*, *Kæmpferia rotunda*, *Herbe à mal d'estomac.*

HABITAT. — Antilles françaises.

CARACTÈRES BOTANIQUES. — Plante vivace, à rhizome charnu, blanchâtre; la tige de 30 à 60 centimètres de haut, porte des feuilles longues, dressées, lancéolées, entières, de 15 centimètres de long et de 5 centimètres de large, vertes en dessus, pourpres en dessous. Les fleurs, qui paraissent avant les feuilles, sont très grandes, blanches, mêlées de violet pâle, entourées chacune d'une bractée spathiforme, tubuleuse, mince et pétaloïde, réunies, au nombre de quatre ou six, dans une spathe radicale. Elles présentent un périanthe pétaloïde, gamosépale, irrégulier, à tube long et grêle, à limbe partagé en six divisions disposées sur deux rangs : les trois extérieures, linéaires, aiguës, et au moins aussi longues que le tube ; les trois intérieures plus larges, inégales, et formant comme deux lèvres ; la supérieure formée de deux divisions plus étroites, ovales, aiguës et redressées ; l'inférieure formée de la troisième division, qui est deux fois plus large, recourbée et profondément bifide ; une étamine à filet court, épais, inséré au sommet du tube du calice, à anthère surmonté d'un appendice pétaloïde, bifide ; un ovaire infère, à trois loges plus ovulées, surmontées d'un style grêle, filiforme, terminé par un stigmate en entonnoir, à bords ciliés. Le fruit est une capsule globuleuse, à trois loges polyspermes, s'ouvrant en trois valves.

Parties usitées. — La racine et son huile essentielle.

Description de la drogue. — La racine, ou plutôt le rhizome, est de la grosseur d'un œuf de pigeon, coupée par quartiers, portant à sa surface courbe des pointes épineuses, marquées d'anneaux circulaires, portant, sur un des points de leur circonférence, une cicatrice ronde de 9 à 11 millimètres, provenant de la section d'un prolongement cylindrique qui unissait les deux tubercules entre eux ; elle est bleue grisâtre en dehors, compacte, cornée à l'intérieur, amère et camphrée, d'odeur aromatique rappelant celle du gingembre.

Composition. — Huile volatile concrète, résine molle, acide acétique libre et combiné à la soude, gomme, amidon, ligneux et matière azotée.

Les cendres contiennent des carbonates, sulfates, chlorures, phosphates de potasse, chaux, alumine, fer, manganèse et de la silice.

Propriétés physiologiques. — La racine est sudorifique, antiseptique et stimulante. Elle augmente considérablement la tension artérielle. Elle est stimulante du système nerveux.

Propriétés thérapeutiques. — L'huile essentielle, qui est concrète et ressemble à du camphre fin, est employée dans l'Amérique du Nord et aux Antilles comme alexitère contre la morsure des serpents et alexipharmaque contre les poisons végétaux. A son défaut, on emploie la teinture ou la décoction.

Mode d'emploi et doses. — Décoction à la dose de 30 grammes par litre, aromatisée de 2 à 4 grammes de teinture. Poudre à la dose de 5 à 10 grammes. Essence en solution alcoolique pour laver les blessures occasionnées par la morsure des serpents.

Petiveria alliacea L.

Plante de la famille des Thylolaccacées, série des Rivinées.

Synonymie. — *Pipi, Pétivère, Herbe aux Poules, Guinée.*

Habitat. — Paraguay, Missions, Corrientes, Pérou, Brésil, Havane, Jamaïque, Martinique.

Caractères botaniques. — Plante vivace, sous-fructescente, tige de 50 centimètres à 1 mètre, nerveuse à la base. Feuilles alternes, presque sessiles, ovales-oblongues, atténuées aux deux extrémités, entières, persistantes, d'un vert foncé. Les fleurs, blanchâtres, très petites, sont groupées en épis grêles, lâches, axillaires et terminaux ; elles sont dépourvues de corolle et présentent un calice à quatre divisions linéaires, courtes, obtuses, rudes; quatre étamines à anthères oblongues, bifides aux deux extrémités; un ovaire libre à axe latéral, partagé au sommet en plusieurs divisions, terminées chacune par un stigmate en pinceau. Le fruit est un akène cunéiforme, échancré au sommet, entouré par le calice persistant.

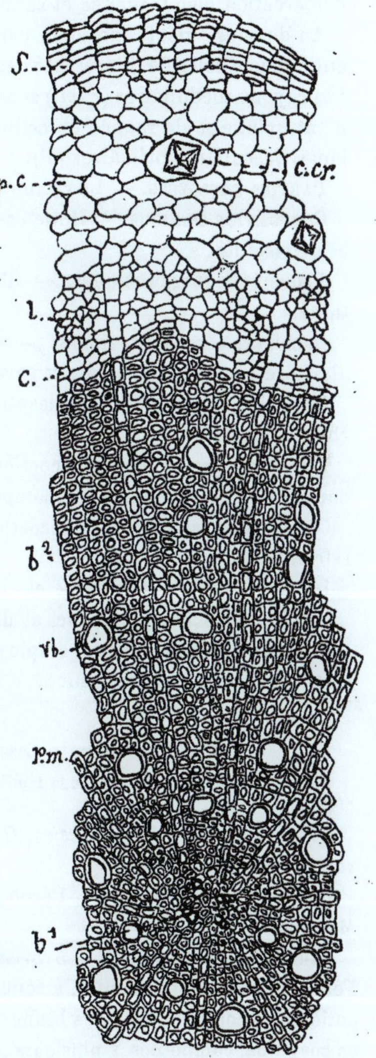

Petiveria.

Anatomie. — La coupe transversale de la racine de ce végétal nous montre une disposition analogue à celle de l'ipéca; le méditullium central fortement épaissi ou sclérifié, est parcouru par des rayons médullaires et frangé de cellules; les vaisseaux y sont en petit nombre et de dimensions fort petites. Les éléments histologiques comprennent : un suber (*s*) à cellules brunâtres, tassées extérieurement, un parenchyme cortical (*p. c.*), dans lequel se rencontrent des cellules fort grandes, renfermant des cristaux d'oxalate de chaux cristallisé en octaèdre (*c. cr.*) remarquables par leur grosseur.

Le liber (*l*) est constitué comme le liber des racines ; il n'offre pas de démarcation bien tranchée et se perd dans le parenchyme.

Au-dessous, vient une zone cambiale (*c*). Le bois secondaire (b^2) est entièrement sclérifié, il présente des fibres ligneuses et des vaisseaux (*v. b.*). Les rayons médullaires (*r. m.*) sont sclérifiés ; dans la portion du bois, ils n'ont qu'une seule rangée de cellules. On retrouve, au centre du bois, les lames vasculaires primaires (b^1).

PARTIES EMPLOYÉES. — La racine et les feuilles.

COMPOSITION CHIMIQUE. — Huile essentielle à odeur nauséabonde, alliacée et persistante.

PROPRIÉTÉS PHYSIOLOGIQUES. — Très fortement diaphorétique et diurétique.

PROPRIÉTÉS THÉRAPEUTIQUES. — Il est quelquefois employé comme alexitère contre la morsure des serpents.

La racine est calmante, antiseptique, fébrifuge, diaphorétique et antirhumatismale.

Les nègres emploient la décoction des feuilles comme alexipharmaque, dans les empoisonnements accompagnés de délire.

On emploie, au Brésil, la décoction de feuilles contre la paralysie avec refroidissement.

La racine est très diurétique et abortive.

Les feuilles sont sudorifiques et dépuratives.

La racine est analgésique, employée en odontalgie, aux Antilles, et dans les accouchements, à Porto-Rico.

Pluchea odorata Cass., ou **Conyza odorata** L.

Plante de la famille des Synanthérées.

SYNONYMIE. — *Yerba del luceiro, Herbe du jaguar, Yaguarete-caa, Grande sauge, Tabac du diable.*

HABITAT. — Martinique, Pérou, Guadeloupe, Mexique, Paraguay, Missions.

CARACTÈRES BOTANIQUES. — Arbrisseau velu et recouvert de poils longs. Feuilles ovales ou oblongues, atténuées à la base et au sommet, pétiolées, entières, recouvertes de poils blancs sur la face inférieure du limbe. Fleurs en corymbe, composées, à plusieurs capitules au sommet ; capitules pédonculés, involucrés, avec des écailles extérieurement ovales et recouvertes de duvet, et intérieurement, linéaires, aiguës, rudes et non velues. Les feuilles fanées dégagent une odeur agréable.

Anatomie. — La tige de ce végétal comprend, à l'extérieur, un épiderme (*ep*) à cellules petites, bombées extérieurement, et portant des poils coniques (*p*). Au-dessous de cet épiderme s'étend un parenchyme chlorophyllien (*p. ch.*), puis du collenchyme (*col*), dans lequel les épaississements caractéristiques ont envahi toute la paroi. Ce collenchyme est puissant et forme environ les deux tiers du parenchyme cortical. La portion de ce parenchyme, qui s'étend au-dessous et qui se termine à l'endoderme (*end*), présente des cellules molles, irrégulières (*p. c.*), au milieu desquelles, certaines renferment un contenu jaunâtre (*c. j.*).

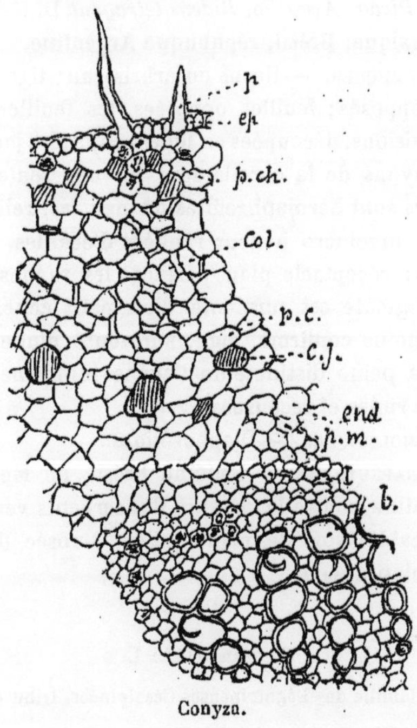

Conyza.

Le péricycle et le liber (*l*) sont mous; certaines cellules du liber contiennent des masses d'oxalate de chaux pulvérulent.

Le bois (*b*) est représenté par de petites cellules parenchymateuses et par des trachées volumineuses disposées en files radiales. La moelle a des cellules molles volumineuses.

Composition chimique. — On n'a analysé que la racine, où l'on trouve de l'inuline en abondance.

Partie usitée. — Feuilles et tiges.

Propriétés physiologiques. — Expectorant, sudorifique, stimulant.

Propriétés thérapeutiques. — Employé aux Antilles et au Paraguay, comme alexitère et préventif contre la morsure des serpents, qui fuient son odeur.

Toute la plante est usitée aux Antilles en décoction comme fébrifuge et comme succédané du quinquina.

Les feuilles sont usitées comme vulnéraires et emménagogues.

Bidens leucantha Lin.

Plante de la famille des Synanthérées.

Synonymie. — *Picao, Aceitillo, Bidens tetragona* D. C., *Nuati uná.*

Habitat. — Mexique, Brésil, république Argentine.

Caractères botaniques. — Herbe ou arbrisseau ; tige tétragonale à rameaux souvent opposés; feuilles opposées, les feuilles supérieures sont alternes, sans divisions, découpées en lobes; capitules jaunes, monogames, discoïdes, les rayons de la corolle sont en une seule rangée, ils sont ligulés. Les fleurs sont hermaphrodites ou neutres, reliées au disque par de petits tubes ; involucre à deux rangées d'écailles, les deux rangées étant semblables; réceptacle plan, paléacé; les rayons de la corolle ont cinq dents. Le stigmate est surmonté d'un petit cone. Le fruit est un akène plus ou moins confirmé, aigu, surmonté d'une proéminence en forme d'éperon, à peine distincte de l'akène lui-même, produisant une trentaine de poils rudes et recourbés.

Propriétés physiologiques. — Diaphorétique.

Propriétés thérapeutiques. — Usité au Brésil, au Mexique et dans la république Argentine, contre la morsure des serpents venimeux, en application externe, cataplasme de plante pilée, arrosée de teinture ou de décoction de la plante sèche.

Cassia alata L.

Plante de la famille des Légumineuses Césalpinées, tribu des Cassiées.

Synonymie. — *Cassia herpetica* Jacq., *Dartrier.*

Habitat. — Martinique, Guyane, Brésil.

Caractères botaniques. — Arbuste dont les feuilles ont 2 à 3 décimètres de long, et sont constituées par un pétiole triangulaire portant huit à quatorze paires de folioles opposées. La première paire et la plus petite placée près des branches, et séparée de la seconde paire par un intervalle plus long que celui qui existe entre les autres. Les folioles terminales ont de 12 à 15 centimètres de long. Toutes sont obovales, oblongues, obtuses, mucronées, glabres, stipules auriculaires, rigides, aiguës, persistantes. La gousse porte deux grandes ailes latérales et longitudinales.

Parties employées. — Les feuilles.

Analyse par M. Porte :

Eau	9,70 pour 100.
Chlorophylle, matière grasse	12,28
Tannin, chaux, matière soluble dans l'eau	45,65
Cellulose	23
Cendres	14,30
Pas de sucre ni de glucose.	
Azote total	2,665
Mucilage	5,25
Acide chrysophanique.	

Réactions. — Elles sont les suivantes : chlorure de baryum, trouble ; oxalate d'ammoniaque, acétate de plomb, précipité volumineux ; ammoniaque, coloration rouge jaunâtre ; nitrate d'argent, précipité blanc sale ; chlorure de fer, précipité noir ; acide azotique, coloration rouge brun ; alcool, précipité gommeux abondant jaune.

Propriétés thérapeutiques. — Plante employée comme alexitère à la Martinique.

On l'emploie aussi contre l'anthrax et les ulcères.

Les feuilles, prises en infusion à l'intérieur, sont purgatives comme le séné.

La poudre de feuilles mélangée avec de l'axonge est employée comme pommade utile contre l'herpès et les dartres.

Phytolacca decandra L.

Plante de la famille des Phytolaccacées.

Synonymie. — *Agouman, Phytolaque, Laque, Raisin d'Amérique, Épinard d'Amérique, Mechoacan du Canada, Herbe à la toque, Erva dos Cachos da Indio.*

Habitat. — États-Unis, Antilles, Pérou, Chili, Guyane, Brésil.

Caractères botaniques. — Tige de 2 à 3 mètres de hauteur, cylindrique, très épaisse, striée, rameuse, glabre, luisante, pourprée. Feuilles alternes, à court pétiole, très grandes, ovales-lancéolées, entières, acuminées, molles, glabres, lisses, d'un beau vert, à nervures rougeâtres. Les fleurs, roses, sont disposées en longues grappes opposées aux feuilles ; elles sont dépourvues de corolle et présentent un calice à cinq divisions pétaloïdes, ovales, concaves, infléchies au sommet, étalées ; dix étamines saillantes, insérées sur un disque charnu ; pistil composé de dix carpelles uniovulés, verticillés, surmontés chacun d'un style très court, subulé, recourbé au sommet, à face interne stigmatifère. Le fruit est une baie arrondie, ombiliquée, pourpre noirâtre, marquée de dix côtes, contenant une dizaine de graines cunéiformes, verticillées, entourées d'une pulpe charnue, à suc pourpre très foncé.

Variété. — Phytolacca dioica L.

Synonymie. — *Phytolaque dioïque*, *Ombre ou Umbre*, *Belombra*.

Habitat. — République Argentine, Paraguay.

Arbre moyen à tige épaisse, molle, presque charnue, succulente. Les feuilles sont très larges, marquées d'une grosse nervure rouge, coriaces, d'un vert clair. Les fleurs sont blanches.

Parties employées. — La racine, les feuilles et les fruits.

Description de la drogue. — La racine sèche est, à l'extérieur, d'un brun légèrement jaunâtre, sillonnée. L'intérieur est ligneux, d'un blanc jaunâtre, alternant avec des couches plus foncées. La cassure est fibreuse. Elle est sans odeur, d'une saveur douceâtre, puis âcre.

Composition chimique. — La racine renferme : amidon, sucre, glucoside, tannin, saponine, gomme, cire fondant à 109 degrés.

D'après Braconnot, la plante est très riche en malate de potasse. Les baies contiennent du sucre qui donne par fermentation une certaine quantité d'alcool bon goût.

La matière colorante est rouge pourpre que les alcalis font virer au jaune, et qui reprend sa couleur primitive en présence des acides. Cette matière colorante peut servir de réactif dans les laboratoires ; mais elle est trop fugace pour être usitée dans l'industrie. On s'en est servi pour colorer artificiellement les vins.

Preston a retiré de la racine un alcaloïde, la phytolaccine. Cristaux blancs et amers, inodores, solubles dans l'alcool, presque insolubles dans l'éther, peu solubles dans l'eau, sublimables par la chaleur. Elle forme un sel cristallisé, le chlorhydrate.

Terreil a constaté que le suc des fruits contient un acide particulier, l'acide phytolaccique, combiné à la potasse. L'acide est précipité sous forme de gelée par les acides, et il se redissout par combinaison avec les alcalis. Il est de couleur jaune brun, soluble dans l'eau et l'alcool, peu soluble dans l'éther. En solution ammoniacale, il précipite en jaune avec le nitrate d'argent.

Claasens a extrait des graines un principe neutre en cristaux soyeux, lustrés, insipides, insolubles dans l'eau, solubles dans l'alcool, l'éther et le chloroforme. Il ne contient pas d'azote. Il l'a nommé phytolaccin.

J'ai analysé la racine et j'ai trouvé : glucose, 4,8 pour 100 ; glucoside (phytolaccine), 2,5 pour 100.

J'ai isolé le glucoside par la méthode que j'ai déjà employée pour d'autres déjà cités.

Propriétés. — Soluble dans l'eau, insoluble dans le chloroforme, l'alcool, l'aldéhyde et l'acétone.

Propriétés thérapeutiques. — Alexitère employé au Brésil, d'après Martins, en prenant le suc à l'intérieur et en faisant des topiques avec les feuilles en cataplasmes.

La plante développée est vomitive et purgative.

On l'a préconisée contre la syphilis, les rhumatismes, la gale, les dartres, les affections cutanées.

Le suc, appliqué sur la peau, est rubéfiant.

Aux États-Unis, on emploie les fruits macérés dans l'eau-de-vie, contre le rhumatisme chronique.

La racine est fortement purgative et a été très employée contre l'hydropisie ascite.

La décoction de la racine a été employée en application dans le traitement du sycosis et du flavus. En Amérique, on fait une pommade avec 4 grammes de racine pulvérisée et 30 grammes d'axonge, contre diverses maladies de peau.

L'extrait dépuré de suc de feuilles a été usité, pendant un certain temps, comme ayant un bon résultat dans le cancer.

Lycopus virginica L.

Plante de la famille des Lubiées.

Synonymie. — *Bugle Weed*, *Charmveed*.

Habitat. — Amérique du Nord.

Caractères botaniques. — Tige lisse, obscurément quadrangulaire, de 60 à 80 centimètres de hauteur. Feuilles opposées, brièvement pétiolées, lancéolées, découpées, entières à la base et pourvues de glandes punctiformes sur la base inférieure du limbe. Fleurs petites, pourpres, disposées en longues grappes serrées ; calice campanulé égal à quatre ou cinq dents aiguës ou obtuses; corolle à peine dépassant le calice, campanulée, à quatre divisions; étamines au nombre de deux, parfaites, dressées ; anthère à deux loges distinctes, parallèles, un peu divergentes ; style bifide.

Son odeur est musquée, sa saveur amère et fortement aromatique.

Anatomie. — A l'extérieur, se montre un épiderme (*ep*) soutenu en certains points par du collenchyme (*col*), aux points de proéminence de la tige; l'épiderme, en ces points, est plus petit qu'aux endroits où la tige est dépourvue de collenchyme. Le tissu collenchymateux est formé de cellules fort épaissies. Le parenchyme cortical (*p. c.*) est mou, et il se termine par l'assise endodermique (*end*), au-dessous de laquelle s'étend le cylindre central. Celui-ci débute par le péricycle (*per*), dont les cellules ne présentent pas un épaississement véritable.

Le liber comprend du liber primaire (l^1) et du liber secondaire (l^2).

Au-dessous du cambium (c) vient le bois qui forme un cercle complet, et qui est remarquable par sa sclérification qui s'est étendue aux rayons médullaires qui séparent les faisceaux (*r. m. s.*). Ce bois comprend du bois secondaire (b^2), formé de fibres ligneuses sclérifiées et de vaisseaux, et du bois primaire (b^1), dont les trachées sont en files.

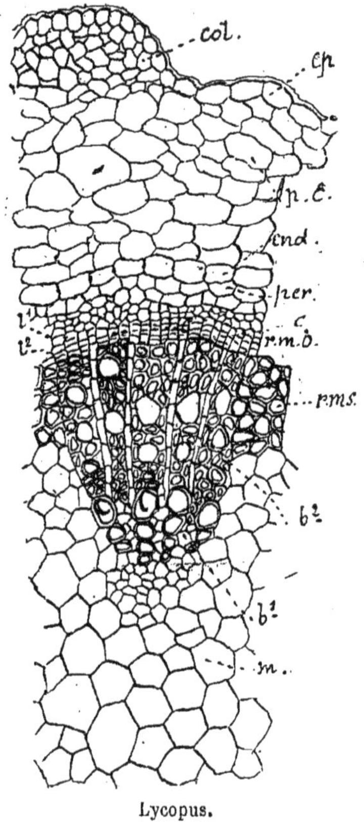

Lycopus.

La moelle (m) est molle et ses cellules sont polygonales.

Composition. — Huile essentielle, résine, tannin, 8,48 pour 100; pas d'alcaloïde, pas de sucre ni de glucose, glucoside.

J'ai isolé le glucoside que j'appellerai lycopine. Soluble dans l'alcool, le chloroforme, l'éther, l'aldéhyde et l'acétone; insoluble dans l'eau et la benzine.

Parties employées. — Plante entière.

Propriétés thérapeutiques. — Cette plante possède des propriétés alexitères contre la morsure des reptiles venimeux, contre la piqûre des insectes.

Les Indiens mâchent la plante et en avalent le suc.

Le docteur Briggs a employé, chez un homme atteint d'une morsure dangereuse, une décoction de 20 grammes dans un demi-litre d'eau, lui en a fait boire la moitié, et avec l'autre partie il faisait des compresses renouvelées souvent ; le malade fut guéri le troisième jour.

Elle donne de bons résultats dans les hémoptysies, et les premiers stades de la phtisie et de la consomption.

Elle a, en outre, des propriétés astringentes, sédatives et même narcotiques.

Mode d'emploi et doses. — Infusion, 30 grammes dans 500 grammes d'eau bouillante, à prendre dans la journée en quatre fois.

Pareira brava L.

Plante de la famille des Ménispermacées.

Synonymie. — *Liane à serpent*, *Liane à cœur*, *Liane quinze jours*, *Herbe Notre-Dame*, *Caapeba butua*.

Habitat. — Guyane, Martinique, Venezuela, Cuba, Jamaïque.

Caractères botaniques. — Plante grimpante, à tige ligneuse, très longue, présentant le port de la vigne. Feuilles alternes, simples, entières, pétiolées, longues parfois de 30 centimètres, de forme variable, le plus souvent ovoïdes, larges, arrondies ou aiguës au sommet, cordées à la base ; la face inférieure est couverte dans l'intervalle de nervures d'un duvet fin, serré, cendré ; elles sont dépourvues de stipules. Fleurs unisexuées, petites et disposées en grappes qui naissent soit sur les jeunes rameaux, soit sur le vieux bois ; calice à neuf et douze sépales disposés par verticilles de trois, les trois intérieurs larges, pétaloïdes, réfléchis au sommet ; corolle à six pétales disposés en deux verticilles ; les étamines, stériles ou rudimentaires dans la fleur femelle, sont, dans la fleur mâle, au nombre de six, à filets libres, à connectif apiculé, infléchi, à anthères basifixes, biloculaires ; les carpelles, peu connus, sont au nombre de trois et six, à une seule loge et uniovulés. Drupes ovales de 2 à 2 centimètres et demi de long, noires et ressemblant au raisin ; elles sont en grappe, et chaque drupe contient une seule graine sans albumen.

Parties usitées. — Tiges, feuilles.

Composition. — Wiges avait découvert un alcaloïde qu'il a appelé pélosine. Flukliger a démontré que la pélosine était identique à la buxine. Elle existe dans la proportion de un demi pour 100. Il existe aussi une substance neutre, la deyamittine, cristallisant en tables, se colorant par l'acide sulfurique en bleu, puis en vert, puis en rouge.

Propriétés thérapeutiques. — Le docteur Decourtilz dit qu'il a entendu parler de plus de mille cas de guérison par le pareira hava dans les morsures de serpents venimeux. Il a guéri à l'hôpital de la Martinique cinq nègres sur lesquels la cautérisation avait échoué, par l'action de cet antidote végétal.

Il est de plus diurétique et fébrifuge.

Pison dit qu'au Brésil le suc est employé contre la morsure des serpents. On applique les feuilles contusées sur les morsures, et l'on fait boire du vin dans lequel on a fait macérer la racine. Le venin est alors neutralisé.

Mode d'emploi et doses. — Décoction à la dose de 30 grammes par litre d'eau. Cataplasme fait avec les feuilles pilées et arrosé de teinture à un cinquième. Suc frais des feuilles.

Boerhavia diffusa L.

Plante de la famille des Nyctaginacées.

Synonymie. — *Valériane patagonelle, Ipécacuanha, Patagon, Tassole glouterone velue, Erua dovina.*

Habitat. — Guyane, Guadeloupe, Martinique.

Caractères botaniques. — Plante herbacée, tiges droites ou couchées à terre, rondes, rougeâtres, recouvertes d'un duvet blanc, ayant çà et là des nœuds tuméfiés et des petites branches noueuses; à chaque nœud se développent des feuilles opposées, à pédicule long et velu. Les feuilles sont rondes ou cordiformes, tendres, charnues, ondulées, velues et argentées sur la face inférieure, lisses et vert foncé, sur la face supérieure; la nervure médiane et les nervures secondaires, qui sont obliques, sont velues. Fleurs pourpres incomplètes, disposées en ombelle; elles ont un très petit calice d'une seule pièce, resserré à son orifice et s'élargissant en un limbe campanulé; corolle nulle; une ou trois étamines; périanthe anguleux, à gorge ouverte et persistante, et qui, refermé, forme une croûte sur la semence. Semence unique.

Anatomie. — La coupe transversale de ce végétal nous montre une structure spéciale, quant à la disposition des faisceaux libéro-ligneux, qui sont disposés sur plusieurs cercles. L'échantillon sur lequel nous avons fait notre coupe présentait deux cercles de ces faisceaux, séparés par une zone intermédiaire de parenchyme à cellules molles.

En examinant successivement les différents tissus, nous trouvons, en allant de l'extérieur vers l'intérieur :

Un suber (*s*) bien développé, à cellules tubulaires brunâtres, tassées extérieurement; le tissu qui lui fait suite et qui correspond au parenchyme

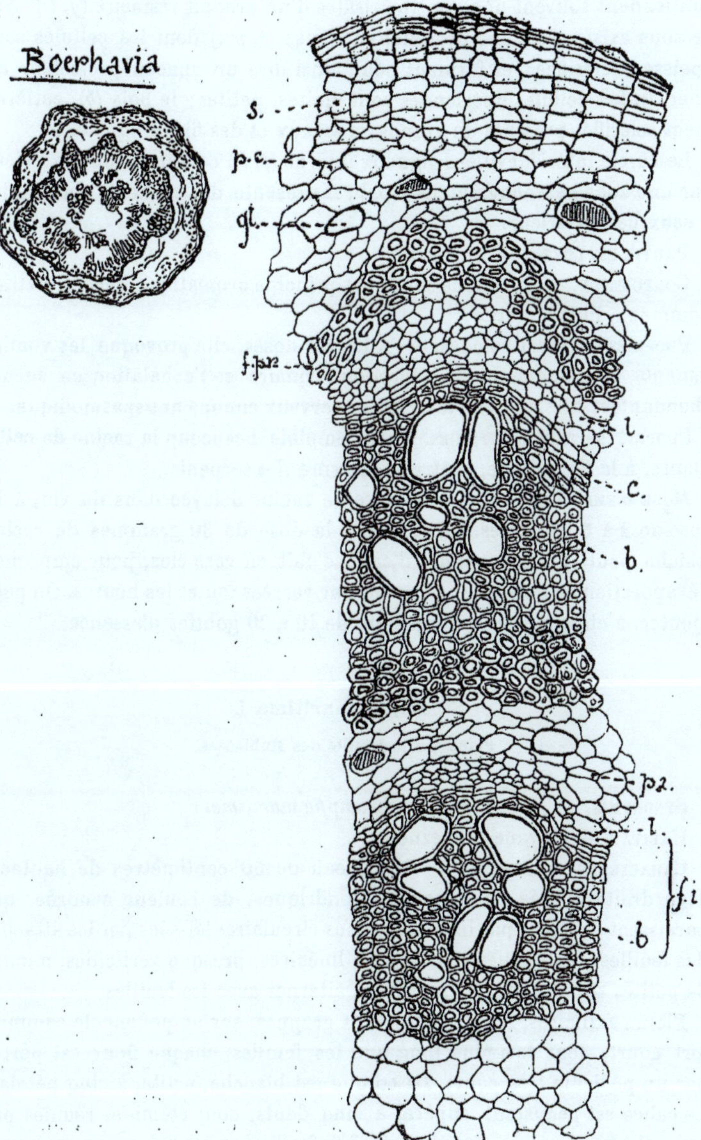

Boerhavia diffusa.

cortical (*p. c.*) est mou, ses cellules sont un peu allongées tangentiellement et on y rencontre des cellules plus grandes, à parois plus épaisses, qui contiennent souvent une goutte grisâtre d'un produit résineux (*g. l.*). Audessous existe une zone prosenchymateuse (*f. pr.*) dont les cellules sont épaisses, sclérifiées, et forment pour ainsi dire un anneau protecteur au liber (*l*). Les cellules libériennes sont molles, petites ; le bois (*b*), entièrement sclérifié, présente de grands vaisseaux et des fibres ligneuses.

Le cercle intérieur libéro-ligneux interne (*f. i.*) est séparé de l'extérieur par une zone parenchymateuse (*pa*) ; il présente des éléments semblables à ceux de l'extérieur.

Partie employée. — La racine.

Composition. — La racine contient : principe aromatique, fécule, extrait gommeux, huile volatile.

Propriétés physiologiques. — A hautes doses, elle provoque les vomissements, elle augmente la sécrétion urinaire et l'exhalation en sueurs abondantes. Elle agit sur le système nerveux comme antispasmodique.

Propriétés thérapeutiques. — On emploie beaucoup la racine de cette plante, à la Martinique, contre la morsure des serpents.

Mode d'emploi et doses. — Poudre de racine délayée dans du vin, à la dose de 2 à 5 grammes. L'infusion, à la dose de 30 grammes de racine fraîche pour 1 000 grammes d'eau, se fait en vase clos, pour empêcher l'évaporation de l'essence ; se prend par verrées toutes les heures. On peut ajouter, à chaque verrée d'infusion, de 10 à 20 gouttes d'essence.

Strumpfia maritima L.

Plante de la famille des Rubiacées.

Synonymie. — *Faux romarin*, *Strumpfie maritime.*

Habitat. — Guyane, Venezuela.

Caractères botaniques. — Arbrisseau de 50 centimètres de hauteur Tige droite divisée en rameaux cylindriques, de couleur cendrée, qui paraissent articulés par les impressions circulaires laissées par les attaches des feuilles. Les feuilles sont ternes, linéaires, presque verticilles, munies de petites stipules aiguës, noirâtres, alternes avec les feuilles.

Fleurs axillaires, réunies en petites grappes, sur un pédoncule commun fort court, deux fois plus long que les feuilles, chaque fleur est portée par un pédicule très court. La corolle est blanche, petite, à cinq pétales. Le calice est persistant, supère, à cinq dents, cinq étamines réunies par les anthères, un style, un stigmate. Les fruits sont des baies monospermes, molles, blanchâtres, de la grosseur d'un petit pois.

Partie employée. — Les feuilles.

Composition. — Huile volatile jaune, résinifiable par l'acide nitrique, gomme soluble, gomme insoluble, fibre ligneuse.

Propriétés thérapeutiques.— Les propriétés alexitères ont été reconnues par l'expérience, par les médecins du pays, et déjà longtemps avant, la Strumpfie passait auprès des naturels pour avoir une efficacité considérable et incontestable dans le traitement des morsures venimeuses des serpents.

Mode d'emploi et doses. — Infusion ou décoction de 30 grammes pour 1 000 grammes d'eau alcoolisée par la teinture de la plante ou un alcoolat quelconque. Poudre de feuilles de 50 centigrammes à 4 grammes.

Antidesma alexitaria L.

Plante de la famille des Antidesmées, sous-famille de la famille des Euphorbiacées ; Lindley les classant dans les Saxifragées, Jussieu dans les Rosacées.

Synonymie. — *Antidesme alexitère, Cordoreira.*

Habitat. Antilles, Pérou.

Caractères botaniques. — Arbre de grandeur moyenne. Écorce cendrée. Bois blanc. Rameaux nombreux et verdâtres. Feuilles alternes, ovales, oblongues, pointues, entières, épaisses, glabres, lisses, d'un vert noirâtre ; nervures primaires et secondaires proéminentes sur la face inférieure ; pétiole très court. Fleurs incomplètes, unisexuées, les mâles séparés des femelles, sur des pieds différents ; fleurs mâles : calice à cinq sépales concaves, cinq étamines, dont les filets déliés dépassent le calice et supportent des anthères arrondies et bifides, corolle nulle ; fleurs femelles : calice très petit, à cinq divisions, corolle nulle, à cinq stigmates, ovaire supère, ovale, chargé de cinq styles courts. Baie cylindrique, oblongue, monosperme. La pulpe de ce fruit est un brou succulent, épais, de couleur rouge.

Composition.— Les fruits contiennent un acide végétal énergique, beaucoup de tannin.

Propriétés thérapeutiques. — Les feuilles et les fruits sont alexitères contre la morsure des serpents ; employés en faisant prendre une décoction de feuilles par verre, sucrée avec le sirop des fruits. Cette pratique provient des Indes-Orientales où l'antidesme est très employé comme alexitère ; et par des voyageurs, elle est arrivée aux Antilles et au Pérou. Dans ces pays, on l'emploie beaucoup ; elle est de plus alexipharmaque, employée contre les empoisonnements.

Mode d'emploi et doses. — Décoction des feuilles, à la dose de 50 grammes par litre, par verrées. Sirop préparé avec le suc. Rob fait avec la décoction de la plante entière concentrée sous forme d'extrait semi-liquide, à la dose de 30 grammes.

Eryngium aquaticum L.

Plante de la famille des Ombellifères, tribu des Saniculées.

Synonymie. — *Eryngium Yuccæfolium* Mich., *Herbe aux serpents*, *Chardon étoilé*.

Habitat. — Guyane, Jamaïque, Pérou, États-Unis, Mexique, Martinique.

Description. — L'*Eryngium aquaticum* est une plante herbacée, épineuse, qui commence à présenter à la partie supérieure, avant les feuilles, un paquet de poils en forme de pinceau. Tige dressée de 25 à 40 centimètres de haut, très rameuse. Feuilles radicales amplexicaules, multifides, lancéolées, épineuses ; feuilles de la tige plus petites et auriculées ; les feuilles sont coriaces, d'un vert glauque. Fleurs sessiles, rapprochées en capitules globuleux, munies d'un involucre à six bractées épineuses et disposées en ombelles simples ; calice à cinq lobes, couvert de vésicules ; corolle à cinq pétales dressés, connivents, échancrés, à pointe recourbée et repliée en dedans ; cinq étamines libres ; ovaire infère, biloculaire ; deux styles longs et grêles. Fruit ovoïde, couvert d'écailles épineuses, imbriquées, à côtes peu saillantes, sans bandelettes.

Variétés. — *Eryngium longifolium* Cuv., *Eryngium homeliæfolium* Lam., *Eryngium fœtidum* L.

Partie employée. — La racine.

Action physiologique. — La racine en décoction de l'*Eryngium aquaticum* est sudorifique, très fortement sialagogue, diurétique et altérante. A doses élevées, elle est émétique.

Composition chimique. — Analyse immédiate : glucose, tannin, cellulose, pas d'alcaloïde, glucoside.

J'ai isolé le glucoside, que j'appellerai *éryngine ;* soluble dans l'eau, l'alcool, l'aldéhyde ; partiellement soluble dans l'acétone ; insoluble dans le chloroforme, l'éther, la benzine. La solution aqueuse d'éryngine mousse beaucoup.

Propriétés thérapeutiques. — L'*Eryngium aquaticum* est un des contra-yervas estimés de l'Amérique du Nord et du Mexique. On emploie aussi au Mexique l'*Eryngium longifolium*, comme alexitère et alexipharmaque.

L'*Eryngium fœtidum*, appelé *Herbe aux serpents*, est employé aux Antilles comme alexitère contre la morsure des serpents.

De plus, on emploie ces variétés comme fébrifuge dans les fièvres malignes, comme emménagogue, et contre l'hydropisie, à cause de leurs propriétés hydragogues, sialagogues et diurétiques.

Euphorbia capitata Lam.

Plante de la famille des Euphorbiacées.

Synonymie. — *Euphorbia pilulifera* L., *Herbe à serpents*, *Malnommée*, *Réveille-matin des jardins velu et dentelé*, *Poil de chat*, *Caacica*, *Herba colubrina*, *Derua cobra*, *Erva de Cobres*.

Habitat. — Martinique, Guadeloupe, Brésil.

Description botanique. — Petite plante herbacée à tige rougeâtre, droite, ou se couchant à terre, de 30 à 40 centimètres de long, recouverte de poils jaunâtres. Feuilles d'un beau vert mélangé de rouge, opposées, oblongues, lancéolées, longues de 5 à 6 centimètres, larges de 3 à 4 centimètres, finement dentées, velues et rugueuses, brièvement pétiolées, à deux stipules. Fleurs petites, d'un blanc rouge pâle, disposées en capitules globuleux. Fruits d'abord rouges, puis verts et bruns, quand la plante est sèche, à trois coques comprimées, carénées, couvertes de poils fauves. Graines rougeâtres, aiguës, oblongues, tétragones, à surface rugueuse.

Propriétés physiologiques. — Cette plante augmente d'abord la tension artérielle, rend les mouvements du cœur plus violents, puis elle les ralentit. Elle irrite la muqueuse gastrique. A haute dose, elle arrête les mouvements respiratoires et peut entraîner la mort par asphyxie. La dose toxique est de 1 gramme de plante sèche par kilogramme d'animal.

Composition. — Le suc contient : une résine âcre, caoutchouc, gomme, matière extractive, albumine, huile fixe, acide tartrique, cire, oxalate de chaux, sucre.

Propriétés thérapeutiques. — Marcgraff et Pison recommandent, comme témoins oculaires en mille circonstances, l'euphorbe malnommée, pour arrêter les ravages des blessures venimeuses. Ils l'employaient pilée et tout simplement appliquée en topique sur les morsures des bêtes venimeuses. Pison assure que cette plante, étant mâchée et appliquée sur la morsure des serpents, non seulement apaise la douleur atroce qu'éprouve le malheureux patient, mais même neutralise le venin et guérit les plaies. Pison ajoute qu'une pincée de sa poudre, prise dans un véhicule approprié, fortifie le cœur et repose les forces perdues par la violence du venin.

Au Brésil, les naturels et les Portugais l'emploient sous le nom de *herbe à couleuvres*, cuite et contusée en application sur les morsures des serpents venimeux.

Desportes l'employait comme tonique.

Mode d'emploi et doses. — En topique, les feuilles pilées. Usage interne : décoction de 30 grammes de plante pour 1 000 grammes d'eau ; infusion, 5 grammes pour 250 grammes d'eau.

Euphorbia punicea Swartz.

Plante de la famille des Euphorbiacées.

Synonymie. — *Euphorbe écarlate, Euphorbe à bractées écarlates, Euphorbe rouge.*

Habitat. — Martinique, Jamaïque.

Caractères botaniques. — Arbuste ou arbrisseau de 3 ou 4 mètres de haut, rameux au sommet. Tige lisse, à rameaux dichotomes étalés, renflés à la bifurcation. Feuilles sessiles, ovales, lancéolées, à pointe atténuée, pendantes, d'un vert foncé en dessus et marquées de nervures horizontales très régulières, glauques en dessous, souvent d'un rouge écarlate à leur base. Fleurs en ombelle, droites, terminales, à cinq rayons trifides, pubescentes ; les involucres sont composés de deux folioles sessiles, oblongues, acuminées, entières, d'un beau rouge; les fleurs sont jaunâtres, le calice est ovoïde, pubescent à la face externe, velu sur la face interne ; corolle à cinq ou six pétales jaunes, tronqués, persistants, insérés sur le bord du calice ; de douze à quinze étamines entremêlées avec des filets nombreux, qui n'ont pas d'anthères ; ovaire pédonculé, incliné, de couleur vert rouge ; le style rouge, trifide au sommet ; les stigmates non obtus. Le fruit est une capsule glabre, arrondie, de la grosseur d'une petite cerise ; semences glabres et brunes.

Composition. — Résine acide et âcre, caoutchouc, matière extractive, gomme insoluble jaunâtre, albumine, huile fixe, acide tartrique.

Propriétés thérapeutiques. — Cette variété est alexitère comme l'espèce précédente, et on s'en sert de la même façon, quand on n'a pas l'*Euphorbia capitata* sous la main. Descourtilz en a fait l'expérience et a reconnu ses vertus contre la morsure des serpents.

On se sert des graines comme purgatif.

Mode d'emploi et doses. — On fait usage de la plante pilée en topique contre la morsure des serpents. Décoction de 30 grammes pour 1 000 grammes. Infusion, 5 grammes pour 250 grammes d'eau. Poudre à la dose de 50 centigrammes à 4 grammes.

Poinsettia pulcherrima Graham.

Plante de la famille des Euphorbiacées.

Synonymie. — *Poinsettie éclatante, Euphorbia pulcherrima* Wild.

Habitat. — Martinique, Guadeloupe et Mexique.

Caractères botaniques. — Arbuste droit, rameux, à branches longues et grêles, finissant par se dégarnir de feuilles jusque vers leur extrémité. Feuilles grandes, ovales-elliptiques, sinuées, pâles en dessous. A l'extrémité des branches se groupent de grandes bractées, longues de 12 à 15 centimètres, d'un rouge très brillant, à peu près de la forme des feuilles, mais plus étroites, étalées et rayonnant autour des fleurs qui sont fort peu brillantes. Involucre monophylle, androgyne, à cinq loges à la base, avec un appendice extérieur; dans chaque involucre, les fleurs mâles sont très nombreuses et forment cinq bandes serrées, dans lesquelles le développement se fait de haut vers le bas. De là, à proportion que les étamines deviennent adultes, elles font longuement saillie par l'ouverture terminale de l'involucre. Les fleurs mâles sont formées chacune d'une seule étamine, dont l'anthère a ses loges très divergentes; elles sont entremêlées de bractéoles en forme de paillettes barbelées, dont l'extrémité sort de l'involucre. La fleur femelle, unique pour chaque involucre, occupe le centre de la masse des fleurs mâles; elle est formée uniquement d'un pistil en cône court, trilobé à la base, terminé par trois stigmates légèrement bilobés; son ovaire présente trois loges uniovulées, à ovule ascendant. Il repose sur un gynophore épais en prisme, à trois angles mousses, plus haut et plus large que lui.

Propriétés physiologiques. — Éméto-cathartique.

Propriétés thérapeutiques. — Usitée à la Martinique comme alexitère, comme l'*Euphorbia capitata* et l'*Euphorbia punicea*.

Remarque importante. — Il est intéressant de ne pas confondre le *Poinsettia pulcherrima*, qui est alexitère, avec le *Poinciana pulcherrima* (Flamboyant, Poincillade), qui croit dans les mêmes pays et ne jouit d'aucune propriété alexitère. Peut-être qu'à cause de son tannin, la poincillade agirait contre le venin de certains serpents, mais il ne faudrait pas s'en servir avec la sécurité d'un alexitère contre la morsure du trigonocéphale, par exemple, ce qui mènerait à une fâcheuse méprise.

Eupatorium aya pana Vent.

Plante de la famille des Synanthérées-Eupatoriées.

Synoymie. — *Aya pana, Herbe aux serpents, Thé de l'Amazone.*

Habitat. — Martinique, Guadeloupe, Guyane, Brésil, Pérou.

Caractères botaniques. — Plante sous-frutescente, de 1m,50 à 2 mètres de haut, à rameaux rougeâtres, munis de quelques poils simples, étalés. Les feuilles sont opposées, disposées par paires, embrassant la tige par leur base, de 10 centimètres de long et de 1 centimètre de large, charnues, lisses, lancéolées, étroites; la nervure médiane est forte et rougeâtre, avec deux autres nervures saillantes. Fleurs blanches en capitules disposées en corymbes terminaux ; elles sont toutes régulières, à corolle valvaire; involucre à bractées aiguës, scarieuses, imbriquées; réceptacle presque plan, uni et finement fovéolé. Le fruit est tronqué au sommet, à cinq côtes. Aigrette composée de soies en nombre indéfini, unisériées, molles.

Les jeunes pousses ont souvent une apparence farineuse, qu'elles doivent à la présence de petites particules d'une exsudation balsamique blanche.

PARTIES USITÉES. — Racines, tige, feuilles.

COMPOSITION. — Voici la composition de la plante :

Humidité	9,40
Huile volatile	0,01
Cire	2,60
Chlorophylle	0,80
Acide gallique	1,50
Résine	6,80
Acide tannique	1,50
Mucilage	18,00
Sucre	2,00
Albuminoïde	14,49
Cellulose pure	12,00
Fibres ligneuses	22,80
Cendres	8,10
Total	100,00

Les cendres se composent de sulfates, chlorures, phosphates de chaux, potasse et fer.

Silice = 0,60.

PROPRIÉTÉS PHYSIOLOGIQUES. — Stimulant, diaphorétique, diurétique.

PROPRIÉTÉS THÉRAPEUTIQUES. — Dans les Antilles, Alibert et Descourtilz mentionnent l'*Aya pana* comme un excellent alexitère. Le suc récent de la plante étant appliqué sur la morsure des serpents venimeux, peu de temps après l'action, guérit rapidement le malade, en faisant cesser les symptômes alarmants. Employée quelque temps après la morsure, cette médication empêche la mort du malade, mais n'empêche pas la suppuration de la plaie que la méthode antiseptique seule peut enrayer.

Le traitement complet consiste, après avoir imbibé la blessure de suc frais d'*Aya pana*, en applications en topique des feuilles contusées et mâchées, en même temps que l'on fait boire une infusion concentrée de la plante qui fait transpirer le malade.

Martius l'indique comme étant, au Brésil, le meilleur alexitère. Il fait prendre à l'intérieur le suc récent exprimé en une infusion, et il applique la plante en cataplasme sur la blessure occasionnée par la dent du serpent venimeux.

MODE D'EMPLOI ET DOSES. — Suc frais, plante pilée, infusion à la dose de 60 grammes par litre d'eau.

Entada gigalobium D. C.

Plante de la famille des Légumineuses-Mimosées, tribu des Adénanthérées.

Synonymie; — *Cœur de Saint-Thomas, Cacone grimpante, Châtaignes de mer, Entada scandens* Benth, *Mimosa scandens* S.-W. *Gogo, Liane à bœuf, Acacia à grandes gousses.*

Habitat. — Martinique.

Caractères botaniques. — Arbrisseau grimpant, s'accrochant aux arbres voisins à l'aide de cintres représentant la foliole extrême des feuilles. Feuilles bipennées, à folioles nombreuses, petites, non glanduleuses, accompagnées de deux stipules latérales, petites, sétacées. Les fleurs sont disposées en épis grêles, hermaphrodites; calice gamosépale à cinq dents ; corolle à cinq pétales égaux, plus ou moins cohérents, dix étamines libres; ovaire sessile, libre, à une seule loge pluriovulée, surmonté d'un style grêle. Le fruit est une gousse de plusieurs décimètres de long et de 8 à 10 centimètres de large, entourée par un cadre épais, dur, lisse, qui reste en place lorsque les valves se séparent en autant d'articles qu'il y a de graines; ces articles sont au nombre de dix à trente, uniséminés, ligneux, renflés au centre, de couleur verdâtre, rectangulaires, allongés dans le sens transversal et persistant autour de la graine, qu'ils enveloppent. Ces graines sont lenticulaires, presque rondes, de 3 à 4 centimètres de diamètre, à test brun foncé et albuminées.

Composition chimique. — M. Petit a trouvé qu'en épuisant les graines par l'alcool, on extrait le principe actif, qui serait un glucoside.

On a trouvé aussi, dans les graines, de la saponine.

Ce principe actif est un poison assez violent, occasionnant d'abord la paralysie du train postérieur, puis la mort, à la dose de 25 centigrammes par kilogramme d'animal.

Elle contient, en outre : amidon, albumine, gomme, résine, huile fixe, glucose, acide gallique.

Propriétés thérapeutiques. — Recherché comme alexitère contre la morsure des serpents.

Il jouit de propriétés fébrifuges et vermifuges.

On l'emploie comme tonique.

Il est employé comme émétique.

Mode d'emploi. — On râpe l'amande, que l'on donne, mélangée à un véhicule approprié ; on peut en donner une dose indéterminée.

Piper procumbens L.

Plante de la famille des Saururées.

Synonymie. — *Herbe à couresse, Petite queue de lézard, Poivrier transparent.*

Habitat. — Martinique.

Description botanique. — Racine menue, fibreuse, traçante. La tige est courte, épaisse de 4 à 6 millimètres, ronde, unie, tendre, blanchâtre, un peu rougeâtre, entrecoupée de quelques nœuds et émettant aussi quelques branches noueuses de même diamètre et de même consistance. On remarque à chaque nœud une ou deux feuilles d'une petite étendue, cordiformes, tendres, épaisses, mais transparentes, lisses, d'un vert foncé en dessus, blanchâtre par dessous, avec des nervures dans leur longueur, accompagnées d'autres nervures latérales arquées. Il se trouve, à chaque nœud, un ou deux fruits de 4 à 6 centimètres de long et de 2 millimètres d'épaisseur, semblable à une queue de lézard; ces fruits sont couverts de quantité de grains ronds, d'abord verts, puis jaunâtres, enfin noirs quand ils sont mûrs. La plante est rampante et n'a que 20 centimètres d'étendue. Chaque fleur possède un spadice très simple, filiforme, chargé de fleurs; point de calice, et de très petites écailles entre chaque fleur; point de corolle; des étamines à filets rudimentaires; deux anthères opposées, arrondies, situées à la base de l'ovaire; l'ovaire est supère, grand, ovale; style presque nul surmonté de trois stigmates recouverts de poils et de soies rudes. Le fruit est une baie arrondie, charnue, à une seule loge, renfermant une semence globuleuse.

Historique. — On l'appelle *Herbe à couresse,* nom d'une couleuvre menue, longue, chamarrée, qui fait la guerre aux serpents venimeux et les étouffe en les enlaçant. Lorsqu'elle est mordue par un serpent venimeux, elle a recours au *Piper procumbens* comme contrepoison ; de là le nom de la plante utile à la couresse (Descourtilz).

Son usage s'est transporté dans la médecine humaine.

Partie employée. — Racines, tige et feuilles.

Propriétés thérapeutiques. — A la Martinique, au quartier de Fort-Saint-Pierre infesté d'animaux venimeux, on trouve une grande quantité de cette plante, et les nègres s'en servent comme antidote certain. Cette plante a des propriétés alexitères assez sûres, mais il faut scarifier la blessure avant d'appliquer dessus le suc de la plante; telle est la méthode des naturels, et ils guérissent rapidement.

Le docteur Descourtilz a été témoin de guérisons par l'herbe à couresse. Dans plusieurs cas de morsure par le trigonocéphale, les secours médicaux restaient sans action, tandis qu'il a vu en peu d'instants le venin neutralisé par l'application simple d'un topique de *Piper procumbens;* ce topique fut changé tous les quarts d'heure, et, au bout d'une heure, la guérison était absolue et complète. Le docteur Descourtilz dit que c'est par milliers les cas où l'herbe à coressé est reconnue avoir donné des expériences heureuses.

MODE D'EMPLOI. — Suc de la plante, ou la plante broyée appliquée en topique.

Piper frutescens L.

Plante de la famille des Saururées.

SYNONYMIE. — *Piper macrophyllum* Lam., *Poivrier à queue recourbée*, *Queue de lézard*, *Akandi*.

HABITAT. — Martinique, Cuba, Haïti, Brésil.

CARACTÈRES BOTANIQUES. — De la racine sortent douze tiges droites, longues, de 10 centimètres de diamètre, noueuses et articulées; le bois est blanc et fragile; l'écorce est cendrée, rugueuse, verruqueuse. Feuilles ovales-lancéolées de 10 centimètres de long et de 4 centimètres de large; elles sont rudes, vert pâle en dessous; la nervure médiane est droite et saillante, les nervures secondaires sont courbes, blanches, et ont quelques nervures tertiaires veinées; le dessus est vert tendre. En face de chaque feuille, à l'insertion du pétiole de la seconde feuille qui manque, s'élève un chaton recourbé, de couleur pâle, redressé et imitant une queue de lézard; il a environ 10 centimètres de long et 6 millimètres de diamètre. Ces fruits sont courbés vers le même côté, et recouverts de grains en losange disposés comme par anneaux serrés.

COMPOSITION. — Huile volatile, résine, matière gommeuse, principe amer.

ACTION PHYSIOLOGIQUE. — Ce poivrier est stimulant, fortement diurétique et diaphorétique. La poudre agit sur la membrane pituitaire et provoque l'éternuement.

PROPRIÉTÉS THÉRAPEUTIQUES. — Les Brésiliens ont grande confiance et ont vulgarisé l'emploi de cette plante comme alexitère. Une poignée de racine fraîche pilée et infusée dans du bon vin chasse le venin par les sueurs et les urines. A la Martinique, on l'emploie beaucoup à cet usage.

Peschiera hystrix D. C.

Plante de la famille des Apocynacées.

SYNONYMIE. — *Sapiranguy*, *Tubernæmontana hystrix* Benth.

HABITAT. — Missions.

CARACTÈRES BOTANIQUES. — Arbre ou arbrisseau souvent glabre. Feuilles opposées, ténues, coriaces, à cinq nervures. Floraison en cyme peu rameuse, terminale, à pédoncules souvent fourchus. Fleurs petites, blanches ou jaune clair ; calice, souvent bref, avec cinq lobes à la partie supérieure, avec un très grand nombre de glandes en dessous des lobes, qui sont obtus et imbriqués ; corolle hypocratéiforme, à tube cylindrique, plus ou moins dilaté vers les étamines, étranglé au sommet ; les pétales sont contournés tantôt dextrorsum, tantôt sinistrorsum ; étamines incluses au milieu du tube ; disque épais, annelé, lobé ; les ovules, au nombre de deux, sont distincts ; style bref ; stigmate ovoïde. Le fruit est composé de deux baies épineuses, globuleuses, oblongues, indéhiscentes. Les graines, situées au milieu d'une pulpe, sont ovoïdes, comprimées, rugueuses, sillonnées vers le hile, à test membraneux ; albumen charnu ; cotylédons ovales. Radicule courte.

Propriétés médicinales. — Usitée dans certaines provinces de la République Argentine comme alexitère.

Bignonia unguis cati L.

Plante de la famille des Bignoniacées.

Synonymie. — *Bignone, Griffe de chat, Lierre de Saint-Domingue, Liane à chat.*

Habitat. — Guyane, Antilles, Bahama.

Caractères botaniques. — Tige volubile et grimpante, qui s'accroche aux arbres par des vrilles en forme de griffes de chat, qui sont à l'extrémité du rachis des feuilles et par des racines adventices. Tige menue, de couleur cendrée, entrecoupée par des nœuds très rapprochés. Feuilles opposées, et leur pétiole, qui a 2 centimètres de long, porte deux folioles ovales-pointues, vertes, glabres et nerveuses ; la nervure médiane et les nervures secondaires sont arquées ; le rachis se termine par une vrille courte et se divise en trois parties recourbées en crochet. Les fleurs sont jaunes, inodores, sessiles, à pédoncules simples, longs de 2 centimètres. Le fruit est une capsule de 50 centimètres de long et de 2 centimètres de diamètre, aiguë, aplatie, de couleur marron à maturité.

Composition. — Matière colorante, gomme, amidon, tannin, principe sucré.

Propriétés thérapeutiques. — Les naturels font entrer dans les antidotes contre la morsure des serpents toutes les parties du *Bignonia unguis cati.*

Mode d'emploi et doses. — On emploie le suc des feuilles à la dose d'une cuillerée, et la décoction des racines et des autres parties de la plante, à celle de 125 grammes. On emploie aussi la teinture au cinquième, à la dose de 5 grammes.

Bignonia leucoxylum L.

Plante de la famille des Bignoniacées, tribu des Técomées.

Synonymie. — *Bignone à ébène*, *Ébène jaune*, *Cèdre blanc des Antilles*, *Tecoma leucoxylum* Mart., *Ébène verte de Cayenne*, *Guapariba*, *Pao d'Arco*.

Habitat. — Martinique, Guyane, Brésil, Saint-Domingue, Cuba, Jamaïque.

Caractères botaniques. — Arbre glabre; les rameaux, les pétioles, les pédoncules, sont recouverts d'un très léger duvet et de très petites écailles; les feuilles les plus jeunes sont velues légèrement, les anciennes sont glabres; folioles au nombre de cinq ou sept, longuement pétiolées, elliptiques, acuminées, entières, rouges sur la face supérieure; les nervures réticulées sont légèrement saillantes sur la face supérieure. Fleurs terminales ou dichotomées en corymbe peu fleuri; calice tubulé, irrégulier, obtus, à quatre ou cinq divisions; corolle glabre, infundibuliforme, à limbe supérieur rond. Fleurs blanches ou rosées; corolle de 4 à 5 centimètres de long; étamines de la longueur du calice ou un peu plus longues. Fruit, capsule ronde.

Composition chimique. — Tannin, principe amer qui cristallise en aiguilles blanches, résine.

Propriétés thérapeutiques. — Le bignonia à ébène est réputé aux Antilles comme souverain contre la morsure des serpents venimeux.

Cette propriété est niée par quelques auteurs, entre autres Descourtilz.

Psoralea pentaphylla L.

Plante de la famille des Légumineuses-Papillonacées.

Synonymie. — *Contrayerba blanca o de Mejico*, *Contrayerva du Mexique*, *Contrayerba nova*.

Habitat. — Mexique, Pérou.

Caractères botaniques. — Plante annuelle. Tige de 1 mètre environ, dressée, à feuilles alternes, simples, au nombre de cinq, dont quatre alternes par paire et une terminale; les feuilles sont ovales, dentées et stipulées. Fleurs en grappes longuement pédonculées, à réceptacle cupuliforme, s'élevant au centre, sous forme de colonne courte, portant l'ovaire; dix étamines diadelphes (9 — 1), gousse ovale, sèche, indéhiscente, accompagnée d'un calice persistant, à une seule graine, petite, ovale, brune.

Propriétés physiologiques. — Stomachique, émétique à haute dose.

Propriétés thérapeutiques. — La racine est employée comme alexitère. On l'emploie aussi comme fébrifuge dans les fièvres malignes.

Partie employée. — La racine, les graines.

Trixis discolor Don.

Plante de la famille des Synanthérées-Astéroïdées.
Non Trixis de Gœrtn., qui est une Haloragée *Proserpinacea genus.*

Synonymie. — *Contrayerba*, *Clibadium discolor* L., *Trixis divaricata* Spreng., *Trixis exauriculata* D. C.

Habitat. — République Argentine (provinces de Cordoba, San-Luis et Salta), Brésil.

Caractères botaniques. — Herbe ou sous-arbrisseau âpre, rugueux, pubescent. Feuilles opposées, pétiolées, entières. Capitules petits en corymbe. Corolle jaune. Fruits en akène recouverts de longs poils. Capitules hétérogames, disciformes; fleurs femelles situées sur le pourtour en une ou deux rangées, elles sont fertiles; fleurs mâles au milieu du disque et stériles. Involucre ovoïde, campanulacé, avec des petites bractées ovales, imbriquées, coriaces, membraneuses. Réceptacle petit, nu, au centre des fleurs femelles. Corolle régulière, tubulée, petite, dans les fleurs femelles, limbe cylindrique, à trois ou cinq dents; la corolle est beaucoup plus large dans la fleur mâle, elle est campanulée et à cinq divisions. Anthères atténuées à la base, à deux divisions. Style sans division dans les fleurs femelles. L'akène des fleurs femelles est ovoïde, épais, comprimé légèrement sur la face dorsale; celui des fleurs mâles est un tube linéaire cylindrique, vide.

Propriétés thérapeutiques. — Employé comme alexitère dans certaines provinces de la République Argentine, et au Brésil en décoction en usage interne et en cataplasme appliqué extérieurement.

Baccharis artemisioides H. A.

Plante de la famille des Synanthérées-Astéroïdées.

Synonymie. — *Altamisa del campo*, *Pichana blanca*, *Chilca*, *Carqueja.*

Habitat. — République Argentine (provinces de Tucuman, San-Juan, San-Luis et Missions), Pérou, Brésil.

Caractères botaniques. — Herbe souvent frutescente, quelquefois arborescente. Tige souvent recouverte de résine visqueuse et velue. Feuilles alternes, entières, découpées par la nervure centrale en deux ailes. Capitules variablement disposés, fleurs blanches; capitules dioïques, fleurs tubuleuses. Involucre hémisphérique à plusieurs rangées d'écailles imbriquées. Réceptacle nu. Fleurs mâles contenues dans un tube dilaté, puis étranglé; limbe à cinq divisions; anthères sans filaments; style plus ou moins imparfait. Akène stérile. Aigrette poilue, tortueuse, en une seule rangée de même longueur que l'involucre. Fleurs femelles filiformes, tronquées, à anthères complètement nuls, à style bifide. Akène à côtes et à sillons. Aigrette en une seule rangée, soyeuse, atténuée au sommet, et plus longue que l'involucre.

Propriétés thérapeutiques. — Préconisée par Martius comme plante alexitère au Brésil.

Employée dans certaines provinces de la République Argentine et dans les Pampas, comme remède populaire contre la morsure des serpents venimeux.

Erigeron sordidus L.

Plante de la famille des Synanthérées-Astéroïdées.

Synonymie. — *Yerba de la vibora.*

Habitat. — Patagonie, République Argentine (province de Cordoba).

Caractères botaniques. — Herbe quelquefois frutescente. Feuilles alternes et lobées. Capitules hémisphériques, à disque jaune et rayons blancs. Capitules multiflores, polygames. Les rayons des fleurs sont sur plusieurs rangées, ils sont ligulés. Les fleurs femelles sont adhérentes au disque par un petit tube. Tantôt elles sont toutes hermaphrodites, tantôt elles sont bisexuées. Les fleurs femelles à la zone externe et les fleurs mâles ou hermaphrodites au centre. Involucre en plusieurs rangées, à écailles linéaires et imbriquées. Réceptacle nu, ponctué de petits trous ; corolle à rayons ligulés ; les ligules sont linéaires ; le disque est tubulé ; le limbe est entier, tronqué au sommet. Anthères sans filaments. Le fruit est un akène, conforme au disque et aux rayons, comprimé, sans saillie. Aigrette poilue, rude et placée en une seule rangée.

Propriétés thérapeutiques. — Usité auprès des naturels de la Patagonie et dans les provinces méridionales de la République Argentine, contre la morsure des vipères.

Dracuntium pertusum L.

Plante de la famille des Aroïdées.

Synonymie. — *Bois de couleuvre, Monstrera Adamsonii* Schott., *Draconte à feuilles perforées, Iraraca.*

Habitat. — Martinique, Brésil.

Caractères botaniques. — Tige grimpante, à racines adventives, qui croît le long des arbres ; elle a 3 centimètres environ de diamètre ; elle paraît comme écaillée par suite de la cicatrice des feuilles tombées. Feuilles alternes, pétiolées, ovales, lancéolées, pointues, arrondies à la base, et remarquables par des ouvertures placées entre les nervures latérales. Ces feuilles sont grandes, lisses, d'un beau vert, ont jusqu'à 25 centimètres de long, sur 10 centimètres de large, et leur pétiole s'insère par une gaine courte et fendue par devant. Les spathes naissent dans les aisselles des feuilles supérieures; elles sont ovales, lancéolées, cymbiformes, longues de plus de 10 centimètres, lisses, d'un blanc jaunâtre, en leur face interne. Le chaton est cylindrique, obtus, jaune, long de 6 centimètres et de 2 centimètres de diamètre.

Composition. — Huile grasse, glucose, gomme, bassorine, amidon.

Propriétés physiologiques. — Le rhizome est stimulant, antispasmodique, narcotique, émétique et diurétique.

A hautes doses, il agit comme poison âcre, et agit sur les centres nerveux, en déterminant du vertige et des céphalalgies. Il produit des troubles profonds sur la vessie.

Partie employée. — Le rhizome et le suc du rhizome.

Propriétés thérapeutiques. — Employé en Amérique comme alexitère. Préconisé comme tel par Martius au Brésil. Le docteur Descourtilz dit que les nègres en usent comme d'un escarrotique très actif pour neutraliser de suite et décomposer le virus des morsures des serpents venimeux. Il ajoute que les naturels n'ont qu'à se louer d'une découverte due au hasard, mais qui n'en est pas moins précieuse à l'humanité.

Mode d'emploi. — On exprime sur la plaie le suc de la racine, que l'on renouvelle souvent.

Dracuntium polyphyllum L.

Plante de la famille des Aroïdées.

Synonymie. — *Chou du diable*, *Draconte polyphylle*, *Draconte à racines tubéreuses*, *Serpentaire de Surinam*.

Habitat. — Antilles, Guyanes française et hollandaise.

Caractères botaniques. — De la racine tubéreuse pousse une feuille dont le pétiole, de 20 à 30 centimètres, est moucheté de vert, de blanc et de rouge, et a son épiderme déchiré et comme écailleux. Ce pétiole se divise à son sommet en trois parties, munies communément d'une ou deux ramifications, et qui portent des folioles pinnatifides, à découpures lancéolées et décurrentes. La feuille se fane rapidement et il sort de la racine une hampe très courte qui soutient une fleur dont le spathe est en capuchon noirâtre, coriace, à pointe recourbée, environnant un très petit chaton. La fleur épanouie a une odeur fétide et cadavérique.

Composition. — Fécule, extrait résineux, glucose, suc acide, âcre, volatil, soluble dans l'eau.

Propriétés thérapeutiques. — On l'emploie comme alexitère contre la morsure des serpents venimeux, comme le *Dracuntium pertusum* et *l'Arum auriculatum*. Employé avec ménagement comme purgatif et emménagogue.

Arum auriculatum L.

Plante de la famille des Aroïdées.

Synonymie. — *Gouet oreillé, Gouet grimpant, Draconte grimpante trifide.*

Habitat. — Martinique, Cuba, Haïti.

Caractères botaniques. — Tige grimpante, qui rampe autour des arbres et s'y attache par des racines adventives qui croissent à la naissance des nœuds. La tige est cylindrique, de 5 centimètres de diamètre, lisse, nue, noueuse, avec des cicatrices annulaires, d'une nature spongieuse, remplie d'un suc laiteux. De cette tige poussent plusieurs rameaux alternes qui s'étendent des deux côtés. Les feuilles naissent au sommet de la tige et des rameaux; elles sont très rapprochées, composées de trois folioles dont les deux latérales ont à leur base un petit lobe obtus qui les font paraître oreillées. Ces folioles sont lisses, d'un vert plus clair en dessous qu'en dessus. Le pétiole est long, creusé en gouttière, alternes sur la tige, engainantes à la base. Les pédoncules naissent dans les aisselles des feuilles, portent chacun une spathe longue de 10 à 14 centimètres, rétrécie et comme étranglée dans sa partie moyenne, verte au dehors et même en dedans dans sa languette supérieure, mais d'un beau rouge dans sa partie inférieure et interne.

Composition. — Huile grasse, glucose, amidon, gomme, bassorine, principe acide, âcre, volatil, soluble dans l'eau, carbonates, phosphates de potasse et de chaux.

Propriétés physiologiques. — Émétо-cathartique énergique, poison narcotico-âcre agissant sur les centres nerveux.

Partie employée. — La racine et la tige.

Propriétés thérapeutiques. — C'est à cause de la vertu caustique du suc laiteux que contient cette plante que les insulaires l'emploient avec avantage, extérieurement, contre la morsure des serpents et autres bêtes venimeuses. Ce caustique paraît neutraliser le poison par sa violence. Les nègres de Cuba et de Haïti savent y recourir dans les dangers qu'entraînent les morsures des bêtes venimeuses.

Descourtilz a observé, à la Martinique, plusieurs bons effets dans son application dans le cas de morsure par le trigonocéphale.

Mode d'emploi. — Suc de la racine appliqué par les plumasseaux dans la plaie.

Arum dracunculus L.

Plante de la famille des Aroïdées.

Synonymie. — *Dracunculus vulgaris* Schott., *Serpentaria minor, Petite serpentaire, Arum serpentaire, Pied de veau serpentaire.*

Habitat. — Cuba, Jamaïque, Saint-Domingue, Porto-Rico.

Description botanique. — La gaine des fleurs mâles est grande, verticale, noirâtre, marquée de points; le pétiole dépassant la gaine est vert, avec des fausses lames arquées régulièrement, sans points; le tube du spathe est blanc et strié, excepté le fond qui est rouge; les lames sont rouges et violettes près du bord; l'inflorescence femelle, en spadice, est de même longueur, dépassant le tube par un appendice petit et aigu; le spadice a la forme d'une massue épaisse, de couleur violette; les ovaires sont d'un vert pâle. Le pétiole des feuilles a de 20 à 50 centimètres de long; les lames ont de 13 à 15 centimètres de long; le pédoncule a 30 centimètres de long. L'enveloppe du spathe a 6 à 7 centimètres de long; l'inflorescence mâle est de même longueur.

Propriétés physiologiques. — Éméto-cathartique puissant.

Poison narcotico-âcre agissant sur les centres nerveux.

Partie employée. — Racines et tiges.

Propriétés thérapeutiques. — Contient un suc vénéneux, qui est employé comme alexitère à la Jamaïque et Saint-Domingue, et après la guérison, le suc a produit des désordres qui sont assez graves et longs à guérir; mais il a contribué à empêcher souvent la mort imminente.

Mode d'emploi. — Le suc est appliqué à l'aide de plumasseaux, et, faute de suc, on a recours à une décoction concentrée des racines ou des tiges.

Hyptis capitata L.

Plante de la famille des Labiées.

Synonymie. — *Mboi caa*, *Yerba de la vibora.*

Habitat. — Martinique, Guyane, Brésil, République Argentine, Paraguay.

Caractères botaniques. — Herbe ou arbrisseau. Calice ovale, droit, à cinq dents égales et aiguës; corolle égale au tube du calice, à limbe à deux lèvres, la lèvre supérieure divisée en quatre lobes entiers, plans, distincts les uns des autres, la lèvre inférieure n'est pas divisée et elle est brusquement infléchie, contractée et articulée à la base; étamines au nombre de quatre, déclines à filaments libres; anthères ovales, réniformes, à loges accolées; style bifide séparé en deux divisions égales à lobes subulés; stigmate occupant toute la face interne des lobes du style. Fruit: akène ovoïde, oblong, lisse, ayant sur les bords une aile plane et membraneuse.

Propriétés thérapeutiques. — Remède populaire employé dans la République Argentine, à l'intérieur et à l'extérieur, contre les morsures des serpents venimeux et les piqûres des insectes venimeux.

Au Brésil, Martius la recommande comme alexitère.

On l'emploie aussi contre le catarrhe, l'asthme et la toux nerveuse.

Stemodia viscosa L.

Plante de la famille des Labiées.

Synonymie. — *Peltodon radicans* Benth., *Paracary, Herbe à la vipère, Ortelá do Mato, Boy-caa, Aceray-guazu.*

Habitat. — Corrientes, Paraguay, Missions, Brésil.

Caractères botaniques. — Tige quadrangulaire de 30 centimètres de haut, quelquefois de 60 centimètres ; rameaux opposés. Feuilles opposées, ovales, aiguës. Fleurs disposées en corymbe ; calice campanulé, égal, à quatre ou cinq dents aiguës ou obtuses ; corolle à peine dépassant le calice, campanulée, à quatre divisions ; étamines au nombre de deux, parfaites, dressées ; anthères à deux loges distinctes parallèles, un peu divergentes ; style bifide.

Propriétés physiologiques. — Il augmente la salivation et la sécrétion urinaire et agit comme vulnéraire et balsamique.

Propriétés thérapeutiques. — On attribue à cette plante des propriétés alexitères, qui la font employer pour combattre les effets des morsures des serpents venimeux. A cet effet, on administre à l'intérieur le suc de la plante fraîche, à la dose d'une demi-cuillerée, toutes les heures, pendant six heures de suite ; et à l'extérieur on fait des cataplasmes avec la plante entière pilée.

Martius dit qu'on l'emploie fréquemment, au Brésil, contre le venin des serpents.

On l'emploie également dans l'asthme, sous forme de teinture au cinquième, à la dose de 15 à 30 grammes.

Cenchrus myosuroides Kth.

Plante de la famille des Graminées, tribu des Panicées.

Synonymie. — *Zacapé, Cadillo, Capïpebá.*

Habitat. — Guyane, République Argentine (Missions, San-Juan).

Caractères botaniques. — Herbe annuelle ; chaume souvent rameux. Feuilles planes et aiguës. Épis simples et terminaux. Épillets au nombre d'un à cinq, sessiles, au centre d'un involucre à divisions coriaces, soyeuses, spinescentes, plus ou moins connées à la base, en un disque solide. Chaque épillet est biflore, avec deux glumes membraneuses, aiguës, quelquefois réduites par avortement à l'inférieure. La fleur inférieure est neutre ou mâle, la supérieure est hermaphrodite, à deux glumelles, disposées de telle sorte que la supérieure embrasse étroitement l'inférieure. Le fruit est une cariopse ; il est oblong et assez dur.

Propriétés thérapeutiques. — La plante entière est usitée contre la morsure des serpents venimeux. Dans la République Argentine, c'est un remède très populaire et très usité.

On l'emploie sous forme de décoction.

LISTE SECONDAIRE D'ALEXITÈRES MOINS USITÉS ET MOINS CERTAINS, OU D'ALEXITÈRES EMPLOYÉS EN PANSEMENTS COMME ADJUVANTS AUX AUTRES.

1° OPHIORRHIZA MUNGOS L.

Plante de la famille des Rubiacées, série des Oldenlandiacées.

Synonymie : *Mango*, *Racine de serpent*, *Liane à glacer l'eau*; *Fiel de terre*.

Habitat : Martinique, Guyane.

La racine guérit la morsure du serpent, d'après les indications d'un petit rongeur, le *Mango*, qui mange les racines quand il est mordu par un serpent. Contrepoison de l'*Upas antiar*.

2° KUNTHIA MONTANA H. B.

Plante de la famille des Palmiers-Arécacées.

Synonymie : *Cona de vivora*.

Habitat : Nouvelle-Grenade, Cordillère des Andes.

Employée comme alexitère.

3° TODDALIA ACULEATA Pers.

Plante de la famille des Xanthoxylées.

Synonymie : *Pied de poule*.

Habitat : Martinique.

Alexitère, astringent, tonique, fébrifuge, diaphorétique.

4° XANTHOXYLUM FRAXINEUM.

Plante de la famille des Xanthoxylées.

Synonymie : *Épineux blanc*, *Clavelier des Antilles*.

Habitat : Martinique.

Alexitère, stimulant, aromatique, diurétique, sudorifique, sialagogue, anesthésique.

5° PRENANTHES SERPENTARIA L.

Plante de la famille des Synanthérées-Chicoracées.

Habitat : États-Unis.

Réputée comme spécifique contre la morsure des serpents à sonnettes.

6° Polygala senega L.

Plante de la famille des Polygalacées.

Synonymie : *Polygala de Virginie.*
Habitat : États-Unis, Martinique.
Émétique, expectorant, éméto-cathartique, diurétique.
Employée comme alexitère par les Peaux-Rouges de l'Amérique du Nord et par les Martiniquois.

6° *bis* Loranthus americanus Jacq.

Plante de la famille des Loranthrées.

Synonymie : *En haut bois.*
Habitat : Martinique.
Employé comme alexitère par les Martiniquois.

7° Erythrina corallodendron L.

Plante de la famille des Légumineuses.

Synonymie : *Colorin*, *Cypre à corail*, *Bois divin*, *Immortel*, *Bois rouge.*
Habitat : Antilles, Brésil, Mexique, Guyane.
Alexitère, astringent, drastique, diurétique, sédatif, hypnotique.

8° Acacia farnesiana L.

Plante de la famille des Légumineuses.

Habitat : Antilles, Guyane.
L'écorce est alexitère et possède les propriétés du numéro 7, *Erythrina.*

9° Argemone mexicana T.

Famille des Papavéracées.

Synonymie : *Chardon béni des Antilles.*
Habitat : États-Unis, Mexique, Brésil, Martinique.
Graines vomitives, purgatives. Racine narcotique.
Employée à la Martinique comme alexitère.

10° Collinsonia canadensis L.

Plante de la famille des Labiées.

Habitat : Canada, Virginie, Cuba.
L'infusion vineuse est très recherchée pour laver les blessures produites par les serpents venimeux.

11° Salvia leucantha Cav.

Plante de la famille des Labiées.

Synonymie : *Sauge à fleurs blanches.*

Habitat : Antilles.

Tonique, diaphorétique, stimulant.

Employée comme alexitère interne et externe.

12° Myrtus pimentoïdes L.

Plante de la famille des Myrtacées.

Synonymie : *Myrte de la Jamaïque*, *Myrte toute épice*, *Myrte piment*, *Bois d'Inde*, *Bois d'Amour*, *Bois odorant.*

Habitat : Antilles.

Employé contre la morsure des serpents, lorsqu'il y a syncope, comme excitant intérieurement, et antiseptique extérieurement.

13° Helwidgia balsamifera Sw. Bursera balsamifera D. C.

Plante de la famille des Térébenthacées-Burséracées.

Synonymie : *Sucrier des montagnes*, *Bois cochon.*

Habitat : Antilles.

L'essence est donnée comme alexitère, à l'intérieur, par gouttes ; la résine fondue est appliquée comme onguent sur la morsure des serpents venimeux, comme abortif et résolutif.

14° Citrus aurantium L. Aurantium myrtifolium L. Citrus decumana L.

Famille des Aurantiacées.

La racine est employée intérieurement en décoction.

L'essence et la teinture de zestes sont employées pour panser les plaies des morsures de serpents.

15° Liriodendron tulipifera L.

Plante de la famille des Magnoliacées-Magnoliées.

Synonymie : *Tulipier.*

Habitat : Virginie, Martinique, Guadeloupe.

Aromatique, excitant, tonique, fébrifuge, augmente la pression artérielle.

On emploie comme alexitère l'écorce de racines.

16° Anthemis pyrethrum L.

Plante de la famille des Synanthérées.

Synonymie : *Pyrèthre du pays, Bouton d'or.*
Habitat : Martinique, Guadeloupe.
Alexitère, excitant, diaphorétique, sialagogue.

17° Amomum grana paradisi L. Amomum maleguetta. Ros.

Plante de la famille des Zingibéracées.

Synonymie : *Poivre de Guinée*, non *Maniguette d'Éthiopie.*
Habitat : Martinique, Guadeloupe.

Enfin on emploie des plantes adoucissantes quand il y a abcès et flegmon déterminés par la morsure du serpent.

Ce sont : *Gossypium Guyanense* ou *Brasiliense* (*Gros coton; Coton-pierre*), dont on emploie la racine, *Hibiscus abelmoschus* L. (*Gombo*), *Alisma plantago* (*Plantain d'eau*), *Cucurbita lagenaria* L. (*Calebasse d'herbe*), *Arachis hypogea* L. (*Pistache bâtarde*), *Musa sapientium* L., suc, pulpe, feuilles, *Maranta arundinacea* L. (*Racine de l'envers*), *Elusine*, *Anagallis arvensis* (*Mouron*), *Sesamum orientale* L.

ACTION PHYSIOLOGIQUE DU VENIN DES SERPENTS.

Phénomènes suivant immédiatement l'action du venin : œdème, tuméfaction et engourdissement du membre lésé. Puis surviennent :

Action sur la circulation. — Abaissement notable de la température, le thermomètre descend à 31 et même 30 degrés. Le pouls devient irrégulier, misérable et insensible. Une auréole bleuâtre apparaît autour de la plaie, des taches livides sont répandues sur les membres et le corps.

Phénomènes gastro-intestinaux. — D'abord des nausées, vomissements bilieux, tranchées, selles diarrhéiques et souvent ictère.

Phénomènes septiques. — Gonflements des ganglions, lipothymes, syncopes, sueurs froides, dépression du pouls ; la respiration devient embarrassée et les poumons s'engorgent, le facies devient hippocratique, et la prostration est extrême. La peau est gluante, l'haleine fétide et la langue fuligineuse.

Action sur les centres nerveux. — Crampes, soubresauts des tendons, mouvements convulsifs, trismus, rêve, délire. Par l'action du venin de quelques serpents, il y a coma et sommeil léthargique, qui surviennent peu de temps après l'envenimation.

Résolution. — Le coma, puis la mort arrivent, à moins qu'on ait combattu l'intoxication par des alexitères.

La production d'une grande quantité d'urine ou des vomissements qui suivent de près l'envenimation ont souvent déterminé des guérisons spontanées, et ont sauvé le blessé, car l'échidnine s'élimine souvent par ces deux voies. Si le blessé résiste à l'action du venin, il y a fièvre et exagération en sens inverse des phénomènes ci-dessus indiqués.

Quelquefois, quand l'économie n'a pas pu éliminer complètement le venin, il subsiste des phénomènes tertiaires et cachectiques, l'échidnisme chronique, quelquefois surdité, cécité, atrophie des membres et ulcères inguérissables.

Enfin, nous relaterons, qu'au point de vue chimique, l'échidnine, la vipérine et tous les principes du venin des serpents, sont précipités *in vitro* par l'acide tannique, qui donne avec eux un précipité blanc très abondant.

Pourquoi les plantes alexitères guérissent-elles de la morsure des serpents venimeux?

1° Plantes agissant en accélérant la circulation, élevant la température, excitant le système nerveux, et dont l'action se termine par une légère diurèse et diaphorèse. C'est la lutte contre la septicémie du venin, par une méthode physiologique inverse.

Ce sont :

Condurango.
Mikania Guaco.
Aristolochia cymbifera.
Toutes les aristolochia.
Chiococca anguifuga.
Dorstenia contrayerba.
Zedoaire.
Euphorbia capitata.
Euphorbia punicea.
Piper procumbens.
Piper frutescens.
Xanthoxylum fraxineum.
Liriodendron tulipifera.
Anthemis pyrethrum.
Strumpfia maritima.
Trixis discolor.
Baccharis artemisioides.
Erigerum sordidus.
Hyptis capitata.
Collinsonia Canadensis.
Salvia leucantha.
Myrtus pimentoïdes.
Bidens leucantha.
Amonum grana paradisii.
Citrus aurantium.
— decumanum.
Aurantium myrtifolium.
Pluchea odorata.

2° Plantes agissant comme éméto-cathartique éliminant le venin par les vomissements et les évacuations alvines :

Mikania Guaco.
Tous les mikania.
Aristolochia cymbifera.
Toutes les aristolochia.
Chiococca anguifuga.
Simaba Cedron.
Franciscea uniflora.
Hippocratea scandens.
Fevillea.
Dorstenia Brasiliensis.
Cassia alata.
Phytolacca decandra.
Boerhavia diffusa.
Euphorbia punicea.
Entada gigalobium.
Dracuntium pertusum.
Arum auriculatum.
Dracuntium polyphyllum.
Polygala Senega.
Argemone Mexicana.

3° Plantes éliminant le venin par la sueur et la salive :

Mikania Guaco.
Aristolochia Brasiliensis.
— trilobata.
— antihysterica.
— odoratissima.
— serpentaria.
Bidens leucantha.
Piper procumbens.
Piper frutescens.
Stemodia viscosa.
Franciscea uniflora.
Dorstenia contrayerba.
Zedoaire.
Petiveria alliacea.
Boerhavia diffusa.
Eryngium aquaticum.
Eupatorium aya pana.
Toddalia aculeata.
Xanthoxylum fraxineum.
Anthemis pyrethrum.

4° Plantes éliminant le venin par les urines :

Mikania Guaco.
Aristolochia Brasiliensis.
— fragrantissima.
— bilobata.
Franciscea uniflora.
Petiveria alliacea.
Pareira hava.
Boerhavia diffusa.
Eryngium aquaticum.
Piper procumbens.
Piper frutescens.
Dracuntium pertusum.
Stemodia viscosa.
Xanthoxylum fraxineum.
Polygala Senega.
Erythrina corollodendron.
Anthemis pyrethrum.
Dorstenia contrayerba.
Eupatorium aya pana.

5° Plantes contenant beaucoup de tannin qui précipite l'échidnine et le neutralise dans le corps du malade.

Cassia alata.
Lycopus virginicus.
Entada gigalobium.
Bignonia leucoxylum.
Bignonia unguis cati.
Toddalia aculeata.
Erythrina corallodendron.
Acacia farnesiana.

CONCLUSIONS

Les serpents, avec leurs morsures redoutables, constituent un des plus grands fléaux du nouveau monde et en même temps de l'Asie. Dans certaines régions, la mortalité est très grande, telle qu'à la Martinique, au Mexique, à l'Équateur, au Brésil et à la République Argentine. Près des grandes villes, les campagnes sont désertées.

Heureusement que, pour la nature humaine, la flore de ces pays donne le contrepoison à ce terrible venin. Nous avons essayé (ne pouvant pas le faire sur place), par la réunion d'un grand nombre de documents, de faire un classement régulier et méthodique de ces plantes, dont on ne voyait que des vestiges épars. En outre, nous avons fait l'étude de la matière médicale, c'est-à-dire, après avoir pris le nom botanique d'une plante, nous avons indiqué la synonymie, les noms botaniques divers et les noms vulgaires ou vernaculaires. Nous avons donné les caractères botaniques des plantes d'après les auteurs les plus exacts. Autant que nous l'avons pu, nous avons fait l'étude anatomique par coupe longitudinale ; ainsi nous avons étudié la structure de *Mikania Guaco*, *Aristolochia fragrantissima*, *Gonolobus Condurango*, *Franciscea uniflora*, *Dorstenia contrayerba*, *Pluchea odorata*, *Lycopus Virginicus*, *Boerhavia diffusa*.

Nous avons fait suivre l'étude physiologique en indiquant les propriétés de ces plantes sur le système nerveux, sur la circulation, sur l'appareil digestif. Nous n'avons entrepris par nous-même, sauf dans un cas spécial, d'étude physiologique, d'abord n'étant pas médecin, et ensuite n'ayant eu que des plantes sèches, dont certainement l'action est différente des plantes fraîches, et, par conséquent, ces expériences auraient été dangereuses et peu probantes.

Quant à l'action thérapeutique, nous avons mentionné l'action alexitère de ces végétaux, d'abord d'après les naturels du pays, puis d'après les médecins du pays, et enfin d'après les médecins européens. Nous avons mentionné les vertus curatives, en dehors de celles qui sont le but de ce travail.

Nous avons ensuite entrepris l'étude chimique de ces substances, en faisant d'abord l'analyse immédiate, et quand l'occasion se trouvait, et que l'abondance de l'échantillon se présentait, nous en avons extrait le principe actif. C'est ainsi que nous avons isolé le premier des glucosides et alcaloïdes. Ce sont : *mikanine*, *patitine*, *condurangine*, *dorsténine*, *phytolaccucine*, *lycopine*, *éryngine*.

Puis nous avons indiqué les réactions, les caractères physiques, et l'analyse élémentaire, quand nous avons pu la faire. Au point de vue pharmacologique, nous avons dû être restreint, ces substances n'étant employées qu'en infusion, en décoction, et parfois en teinture. Nous avons été conduit à indiquer les doses quand nous avons pu les trouver dans des ouvrages spéciaux.

En résumé, le travail présente un ensemble de matière médicale, ainsi conçu : *Alexitères de l'Amérique*. Pour arriver à la perfection, au point de vue botanique, physiologique et chimique, il faudrait la vie d'un homme. Nous espérons, qu'après avoir reçu vos suffrages, ce dont nous vous remercions, notre petit ouvrage aura quelque utilité pratique, étant répandu dans les pays où le serpent abonde.

Si nous parvenions à ce but, nous serions heureux, au double point de vue scientifique et humanitaire. Enfin, nous avons terminé notre étude en essayant de montrer comment, physiologiquement, pouvaient agir ces plantes, en mettant en présence et en contradiction l'action du venin des serpents et celle des alexitères.

Il paraît certain qu'on peut poser deux principes fondamentaux :

1° Qu'à la morsure de tel serpent, qui vit dans un pays déterminé, il faut contre-agir par l'action d'une plante qui croît dans ce même pays ;

2° Que le venin des serpents n'est annihilé que par l'action physiologique adverse d'une plante, et non par l'action du principe chimique défini de cette plante antidote.

TABLE DES MATIÈRES

LISTE SECONDAIRE D'ALEXITÈRES DONT LES PRINCIPAUX SONT :

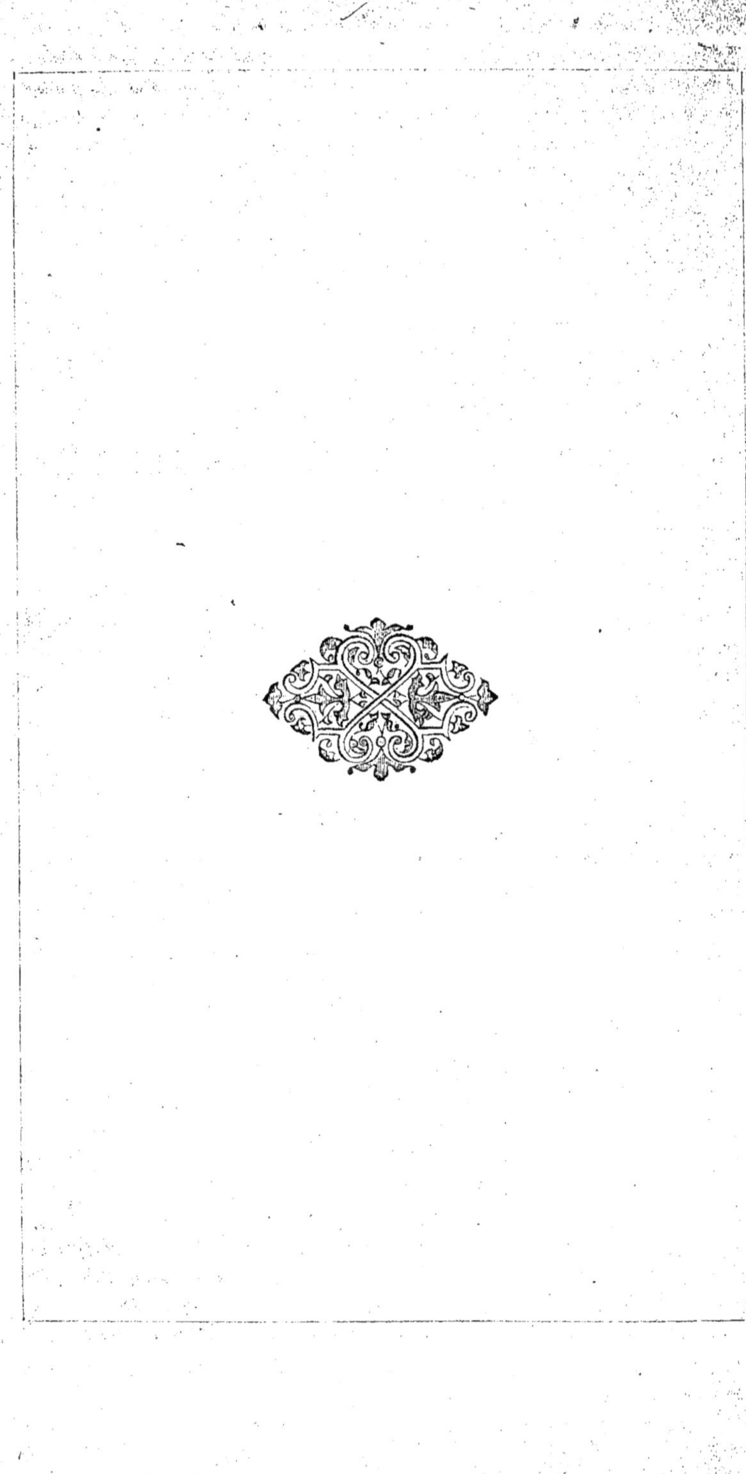

www.ingramcontent.com/pod-product-compliance
Ingram Content Group UK Ltd.
Pitfield, Milton Keynes, MK11 3LW, UK
UKHW012048240726
13965UKWH00003B/1143